Monthly Book *Derma.*

編集企画にあたって…

この巻頭言を執筆しているのはまだコロナ禍，太陽光による曝露が極めて少ないインドア生活を強いられている時期であるが，間もなく訪れるであろうアフターコロナの時代には，またヒト本来のライフスタイルである光環境下での活動が戻り，太陽光への曝露機会が増えてくるものと思われる．

生物は太陽からの恵みを受け，光環境のもとで長い年月をかけて進化を遂げてきた．我々ヒトがいま地球上で快適な生活を送れているのも，地球から約1億5千万km離れて太陽が存在するおかげである．ただ，皮膚にとって太陽の光は必ずしも良い影響を与えているのみではなく諸刃の刃である．太陽の光は古代から様々な病気を治すために使われ，その経験が現在の光線療法につながっている．また，太陽紫外線(UVB)はビタミンD生合成の最初のステップに重要な役割を担う．その一方で，太陽紫外線は皮膚に急性炎症(サンバーン)を生じさせ，色素異常，慢性皮膚障害(光老化)を促進し，皮膚がんリスクを高め，さらには免疫機能を低下させる．また紫外線，可視光線は種々の光線過敏症を発症させる．光の皮膚への作用を分子から臨床に至る様々な観点から探求する学問が光皮膚科学である．

今回の特集は，この光皮膚科学に関する最新の話題提供を目的として企画した．

最初の3つのテーマは紫外線による急性，慢性皮膚障害，紫外線による色素異常症の病態に関するものであり，最新の知見を含めた総説である．4つ目のテーマでは近年議論が高まっている近赤外線の皮膚への生物作用に関する最新のトピックスを，著者の多くの研究成果を踏まえてまとめていただいた．

光線過敏症では，特に内因性光線過敏症である日光蕁麻疹，薬剤，健康食品による外因性光線過敏症，遺伝性光線過敏症である色素性乾皮症，先天性ポルフィリン症に着目して，疫学から治療に至るまで最近の学術的な進捗をご紹介いただいた．本特集の最後には光老化に対する美容皮膚科的対応についての最新の考え方をご提言いただいた．

この特集は各分野のエキスパートによる最新のレビューで構成されている．本企画が，日々第一線で皮膚科診療に従事されている先生，そしてこれから光皮膚科学の分野に入って来られようとしている多くの若手の先生の明日からの診療，研究のお役に立てば幸いである．

2021年9月

森脇真一

KEY WORDS INDEX

WRITERS FILE
ライターズファイル
（50音順）

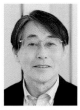

井上紳太郎
（いのうえ しんたろう）

1975年	大阪大学工学部卒業
1977年	同大学大学院修了 鐘紡㈱入社，薬品研究所
1979年	京都大学医化学教室
1987年	東京大学保健栄養学教室
1988年	鐘紡㈱生化学研究所，研究室長
2004年	㈱カネボウ化粧品基盤技術研究所，所長
2009年	同社，執行役員 同社価値創成研究所，所長
2011年	花王㈱ビューティケア研究センター，副センター長 同社総合美容技術研究所，所長
2016年	岐阜薬科大学香粧品健康学講座，特任教授

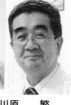

川原　繁
（かわら　しげる）

1982年	金沢大学卒業 同大学皮膚科入局
1986年	同大学大学院医学研究科修了 同大学医学部附属病院皮膚科，助手
1990年	同，講師
1999年	カナダトロント大学留学
2000年	国立金沢病院（2004年：金沢医療センターに名称変更）皮膚科，医長
2005年	近畿大学皮膚科，助教授（後に准教授に名称変更）
2011年	金沢赤十字病院皮膚科，部長
2016年	同病院，副院長
2020年	ソフィアひふ科クリニック，院長

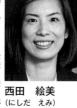

西田　絵美
（にしだ　えみ）

2004年	名古屋市立大学卒業
2006年	同大学皮膚科，シニアレジデント
2007年	独立行政法人国立長寿医療研究センター，特別研究生
2008年	京都大学医学研究科次世代免疫制御を目指す創薬医学融合拠点，特別研究生
2010年	名古屋市立大学皮膚科，臨床研究医
2012年	同，助教
2016年	同，講師
2020年	岡崎市民病院皮膚科，統括部長

小野　竜輔
（おの　りゅうすけ）

2001年	宮崎医科大学卒業 神戸大学皮膚科入局
2002年	兵庫県立成人病センター皮膚科
2003年	神戸海星病院皮膚科
2005年	市立加西病院皮膚科
2006年	神戸大学大学院医学系研究科入学
2011年	同大学大学院修了 甲南病院皮膚科
2013年	神戸大学皮膚科，助教
2015〜17年	米国国立衛生研究所留学
2020年	神戸大学皮膚科，講師

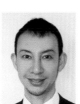

田中　洋平
（たなか　ようへい）

2000年	信州大学卒業 同大学医学部付属病院，医員（研修医） 昭和伊南総合病院形成外科
2002年	長野赤十字病院形成外科
2004年	長野県救急センター診療科（形成外科）
2005年	信州大学医学部附属病院救急部，診療助手 同病院形成外科，診療助手
2006年	同，助手
2007年	クリニカタナカ形成外科・アンティエイジングセンター開設
2010年	信州大学医学部形成再建外科，委嘱講師
2012年	新潟薬科大学，客員教授 東京女子医科大学皮膚科，非常勤講師

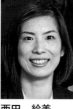

平川　結賀
（ひらかわ　ゆうか）

2011年	近畿大学卒業
2015年	同大学皮膚科レジデント修了 大阪医科大学大学院入学
2017年	高槻赤十字病院皮膚科
2019年	大阪医科大学（2021年：大阪医科薬科大学に統合による大学名変更）大学院修了 米国ハーバード大学 Brigham and Women's Hospital 皮膚科留学中

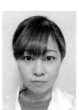

金田　一真
（かねだ　かずま）

2011年	埼玉医科大学卒業 大阪医科大学病院，初期研修医
2013年	大阪医科大学皮膚科入局
2019年	高槻赤十字病院皮膚科，医員
2020年	大阪医科大学大学院医学研究科博士課程（皮膚科学専攻）修了 同大学病院皮膚科，助教
2021年	大阪医科薬科大学病院皮膚科，講師

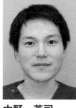

中島　有香
（なかじま　ゆうか）

2018年	大阪医科大学（現：大阪医科薬科大学）卒業 同大学病院，初期研修医
2020年	同大学病院皮膚科入局，レジデント

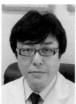

森脇　真一
（もりわき　しんいち）

1986年	大阪医科大学卒業 京都大学皮膚科
1987年	国立京都病院皮膚科
1992年	京都大学大学院修了 米国 National Institutes of Health 留学
1994年	兵庫県立尼崎病院皮膚科，医長
1998年	浜松医科大学皮膚科，助手
2000年	同，講師 同大学光量子医学研究センター，助教授
2005年	大阪医科大学皮膚科，助教授
2009年	同，教授（2021年：大阪医科薬科大学に統合による大学名変更）

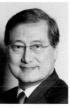

中野　英司
（なかの　えいじ）

2005年	神戸大学卒業
2007年	兵庫県立がんセンター皮膚科
2009年	神戸労災病院皮膚科
2014年	神戸大学大学院修了
2015年	同大学皮膚科，助教
2017年	国立がん研究センター中央病院皮膚腫瘍科
2019年	神戸大学皮膚科，助教

山田　秀和
（やまだ　ひでかず）

1981年	近畿大学卒業
1989年	同大学大学院修了，医学博士取得（この間，オーストリア政府給費生（オーストリアウイーン大学皮膚科，米国ベセスダ NIH 免疫学教室）） 近畿大学皮膚科，講師
1995年	同大学，在外研究員（ウイーン大学）
1998年	同大学医学部奈良病院皮膚科，助教授
2005年	同，教授
2007年	同大学アンチエイジングセンター（併任）

INDEX

Monthly Book ***Derma.*** No. 315／2021.11 ◆目次

光による皮膚トラブル—光線過敏症から光老化まで—

◆編集企画／大阪医科薬科大学教授　森脇　真一　　◆編集主幹／照井　正　　大山　学

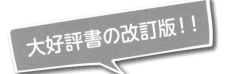

新刊

イチからはじめる
美容医療機器の理論と実践

改訂第2版

著 宮田成章

みやた形成外科・皮ふクリニック　院長

2021 年 4 月発行　B5 判　オールカラー
定価 7,150 円 (本体価格 6,500 円 ＋ 税)

第 1 版発売から 8 年。
目まぐるしく変わる美容医療機器の情報を刷新し、新項目として
「ピコ秒レーザー」や「痩身治療」についてを追加しました。
イマイチわからなかったレーザー、高周波、超音波の仕組み・
基礎から臨床の実際までを幅広く、丁寧に扱う本書。
これから美容医療を始める方はもちろん、すでに美容医療を行って
いる方々にも読んでいただきたい教科書です。
第 1 版で好評だったコラムやページの各所にあるこぼれ話も、
さらに充実！

主な目次

総論
I　違いのわかる美容医療機器の基礎理論
II　人体におけるレーザー機器の反応を知る
III　料理をベースに美容医療を考えてみよう
IV　肌状態から考える治療方針・適応決定
V　各種治療器
　　レーザー・光：波長による分類
　　レーザー・光：パルス幅による分類
　　高周波
　　超音波
　　そのほか

治療
I　ほくろに対するレーザー治療の実際
II　メラニン性色素疾患に対する治療
III　シワやタルミの機器治療
IV　毛穴・キメや肌質に対する治療
V　痤瘡後瘢痕の機器治療
VI　レーザー脱毛
VII　痩身治療
VIII　最新の機器に対する取り組み

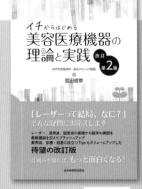

詳しい目次はこちら

全日本病院出版会

〒113-0033 東京都文京区本郷 3-16-4　Tel:03-5689-5989
www.zenniti.com　Fax:03-5689-8030

MB Derma, 315：1-9, 2021.

◆特集／光による皮膚トラブル─光線過敏症から光老化まで─
紫外線による急性皮膚障害

平川結賀*

Key words：急性紫外線障害(acute reaction)，基底膜(basement membrane)，ニドゲン1 (nidogen 1)，ultraviolet B，三次元培養皮膚モデル(3-D cultured human skin model)

Abstract 紫外線による急性皮膚障害として，サンバーン反応，サンタン，皮膚の乾燥が，慢性皮膚障害として，シミ，シワ，老人性色素斑，脂漏性角化症など光老化の促進，露光部皮膚癌の誘発などが挙げられる．光老化は不可逆的で特徴的な皮膚症状をきたし，分子レベルでは多くの機序が明らかになっているが，その機序の1つに皮膚基底膜の変性による皮膚構造の破壊が挙げられている．一方，急性皮膚障害は一過性の表皮剥離・水疱形成や痒みなどの所見を呈するが，皮膚基底膜の変化についての詳細な研究結果はこれまでみられない．今回，我々は，三次元培養皮膚モデルを用いた急性紫外線障害の皮膚基底膜の変化を検討し，サンバーン反応の病態の1つとして皮膚基底膜部蛋白の発現低下を新たに確認した．

はじめに

　紫外線曝露後の皮膚変化は，急性期ではスキンタイプの違いで若干異なるが，紫外線の強さ，曝露期間に応じて様々な程度のサンバーン反応を引き起こす．今回，我々は急性紫外線障害の皮膚構造の変化について着目した．急性紫外線障害は病理組織学的には，表皮ではsunburn cell（表皮細胞のアポトーシスによる）の出現，表皮の海綿状態，網状変性，表皮壊死，真皮では血管周囲の浮腫，炎症細胞浸潤，表皮下の水疱形成などの変化が生じる．これらの変化の一部では，表皮と真皮の構造を維持している皮膚基底膜の構造の変化が関与しているのではないかと推測されている．

　本稿では，三次元培養皮膚モデル（以下，3D skin）を使用した急性紫外線障害による皮膚基底膜の構造と分子生物学的変化について，自らの研究結果を含めた最新の知見について概説する．

* Yuka HIRAKAWA, 〒569-8686 高槻市大学町 2-7 大阪医科薬科大学医学部皮膚科

急性紫外線障害と慢性紫外線障害

　急性紫外線障害の代表はサンバーン（日光皮膚炎，いわゆる日焼け症状）であり，UVB曝露による露光部皮膚のダメージの表現型である（図1）．症状として露光部皮膚の痒み，紅斑，水疱，皮膚乾燥などが挙げられる．これらの変化は紫外線に対する感受性の差（スキンタイプ，表皮基底層に存在するメラニン色素の量など）により大きく左右される．急性紫外線障害の大部分は一過性の変化であり，炎症反応が治まると，紅斑，痒みや皮膚乾燥は徐々に改善し，一時的に数週間程度色素沈着（サンタン）を生じさせるが，この変化も徐々に消失する．

　一方，慢性紫外線障害である光老化の皮膚所見は不可逆性の変化であり，露光部の深いシワやシミ，毛孔の開大，皮膚色調の黄褐色変化などを特徴とする．真皮の弾性線維塊を反映した黄色の凹凸も散見され，皮膚の弾力性が低下し，いわゆる皮膚のタルミも生じる．光老化は慢性紫外線による皮膚のダメージと修復の繰り返しによる，いわ

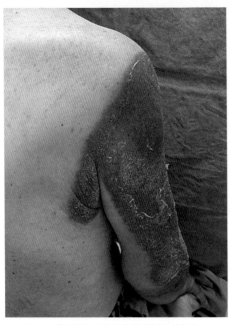

図 1. 急性紫外線皮膚障害（日焼け）の臨床症状

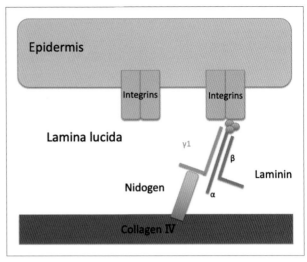

図 2. 基底膜主要構成蛋白質の構造

ゆる「組織学的な瘢痕」の進行した状態と考えられている[1]~[3]．慢性的な紫外線照射によって表皮・基底膜・真皮にはダメージが生じる[4]．皮膚基底膜は表皮と真皮の構造を維持する重要な役割を担っており，紫外線曝露後の基底膜の構造変化が，表皮真皮のダメージの引き金となる．特に，基底膜部の matrix metalloproteinases（以下，MMPs）は，光老化の発生との関連性が着目されている．紫外線照射により MMP-2, 9 が活性化し，IV型コラーゲン，ラミニン，フィブロネクチン，プロテオグリカン，エラスチンなど多様な基質が分解されることが知られている[5]．

皮膚基底膜の nidogen

皮膚基底膜は表皮-真皮接合部に存在する厚さ約 60~80 nm の複雑な膜状構造で，IV型コラーゲンを主とする基底板（lamina densa）に加え，VII型コラーゲンからなる係留線維が縦方向に伸びて表皮-真皮間の接着を強固にしている．基底膜に異常を生じると，わずかな外力で全身に水疱やびらんが形成される表皮水疱症を発症することから，基底膜が表皮-真皮の接着のみならず生命活動に果たす意義は大きい[6]．

Nidogen は，哺乳類動物には nidogen 1 と nidogen 2 の 2 つのアイソフォームがあり，両者とも基底膜構成蛋白質である[7]~[10]．Nidogen が欠失すると表皮基底膜の IV型コラーゲンが減少し，さらにラミニンの発現も消失することが知られている．Nidogen は高分子の IV型コラーゲンとラミニンを連結させる，いわゆる架橋のような役割を持ち，基底膜の構造維持に必要不可欠である．構造的に nidogen はラミニン γ1 鎖と直接結合している[11]（図 2）．Adult mouse の皮膚基底膜では，nidogen 1 がすべての nidogen のなかの 85%を占めている[12]ことから，今回我々は nidogen 1 に着目し，急性紫外線障害下での表皮基底膜の変化を構造，分子レベルで検討した．

紫外線による基底膜コラーゲンの分解

紫外線曝露後には皮膚基底膜部が分解され，皮膚基底膜の立体構造にダメージが引き起こされる．UVA および UVB により表皮細胞，真皮の線維芽細胞や炎症細胞から産生される MMP-2, 9 は，皮膚基底膜の主要構成蛋白質である IV型コラーゲンを分解し，皮膚基底膜の多重化と断裂をもたらす[5]．これらが反復して長期にわたり生じ

れば，光老化皮膚に特徴的な不可逆性の変化となる．

これに対して我々は，日々の診療でよく夏場に遭遇する日焼け症状，すなわち一過性の紫外線急性皮膚障害の際の皮膚基底膜の構造と分子学的変化を理解するために，3D skin を用いて，UVB 単発照射後の急性紫外線障害での皮膚基底膜構成主要蛋白質（nidogen 1，IV型コラーゲン，ラミニン）に及ぼす紫外線の影響を検討した．

三次元培養皮膚モデル（3D skin）

MatTek corporation 社（Ashland，MA，USA）の EFT-400 キットは，表皮基本構造の基底層から顆粒層，有棘層，角層を有する正常ヒト表皮角化細胞，皮膚線維芽細胞から無血清培地にて培養・構築された三次元皮膚モデルで，ヒト皮膚（真皮・表皮）構造に類似し，多層化かつ高度に分化した三次元構造を有する（図3）．組織構造のみならず，バリア機能としてヒト皮膚と類似の細胞間脂質組成を持ち，セラミド type VIIの発現，表皮の分化マーカーであるK1/K10，プロフィラグリン，インボルクリン，トランスグルタミナーゼの発現，透過型電子顕微鏡（TEM）にてラメラ構造，ケラトヒアリン顆粒，トノフィラメント束，デスモソーム構造が確認されている．また，基底層も発達しており，TEM にて lamina lucida，lamina densa，係留線維，ヘミデスモゾームの発現や免疫染色にてラミニン，IV型コラーゲン，VII型コラーゲン，インテグリンα6 などの発現が確認されている．さらに，代謝活性に関しては生きた皮膚組織類似であり，遺伝子発現解析，蛋白質発現，サイトカインなど炎症性因子の測定が可能である．

このように 3D skin はヒト皮膚に類似であり，化粧品，医薬品，家庭用品，化学薬品企業などで動物実験や臨床試験の削減のための有用なツールとして注目されてきた．今回，我々は EFT-400 キットを使用し，nidogen 1 発現の確認や紫外線 UVB 単発照射による組織構造の変化や分子的変化を検討した．

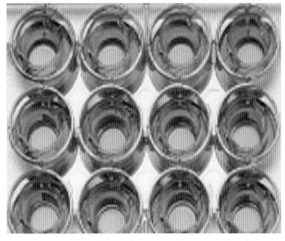

図 3．三次元培養皮膚モデル　EFT-400 キット（MatTek corporation 社（Ashland, MA, USA））

急性紫外線障害による基底膜の変化

1．3D skin における培養日数ごとの基底膜の発現

培養1，3，7日目の条件でそれぞれホルマリン固定し，切片を作製した．培養1日目ではまだ皮膚基底膜部位の発育が不十分であること，基底膜の発現が弱いことをH & E染色と免疫染色で確認した．培養3日目には表皮の分化がH & E染色で明らかであり，多重蛍光免疫染色（multiple immunofluorescence；以下，IF）と免疫組織化学染色（immunohistochemistry；以下，IHC）では，基底膜 nidogen 1 の発現を確認した．培養7日目では表皮が剝がれ，免疫染色にて基底膜の発現が確認できなかった（図4）．この結果から，3D skin で基底膜の発現を確認するためには培養3日目が好条件であることが判明した（図5）．

2．UVB 照射後の基底膜の組織学的変化

3D skin 培養1日目に UVB 50，200 mJ/cm^{2}の単発照射を行い，照射5分後にホルマリン固定した．照射しない control 群と比較して基底膜の変化を検討したところ（図6-a），高線量（200 mJ/cm^2）では，照射5分後より表皮内の細胞壊死，表皮剝離，真皮の浮腫，基底膜の断裂が確認された（図6-c）が，低線量（50 mJ/cm^2）では，照射5分後では表皮内に浮腫が出現する程度であった．培養日数が経つごとに（2，4日目），表皮の剝離，基底

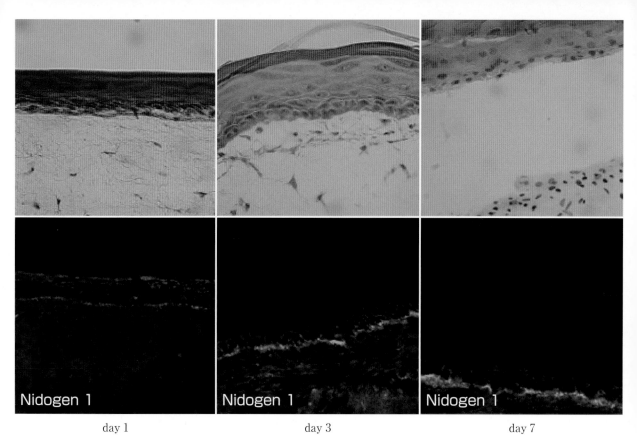

| day 1 | day 3 | day 7 |

図 4. 三次元培養皮膚モデル：培養日数ごとの基底膜の発現の病理組織学的変化 ①

培養 1 日目では H & E 染色で表皮の分化はみられない．蛍光免疫染色で nidogen 1 の発現はみられない．培養 3 日目では表皮の分化がみられ，基底細胞が確認できる．免疫染色では nidogen 1 の発現が確認できる．培養 7 日目では表皮剥離が認められる．基底膜は真皮に接着し発現が確認される．

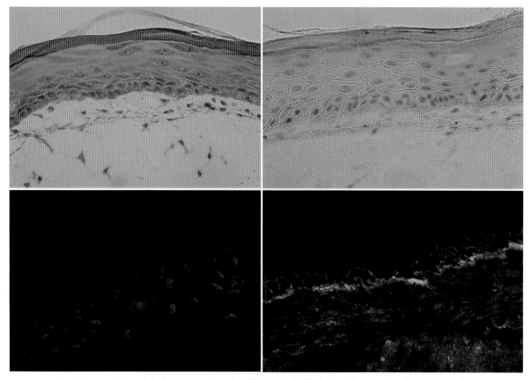

図 5. 三次元培養皮膚モデル：培養日数ごとの基底膜の発現の病理組織学的変化 ②
培養 3 日目での nidogen 1 の多重蛍光免疫染色と免疫組織化学染色所見

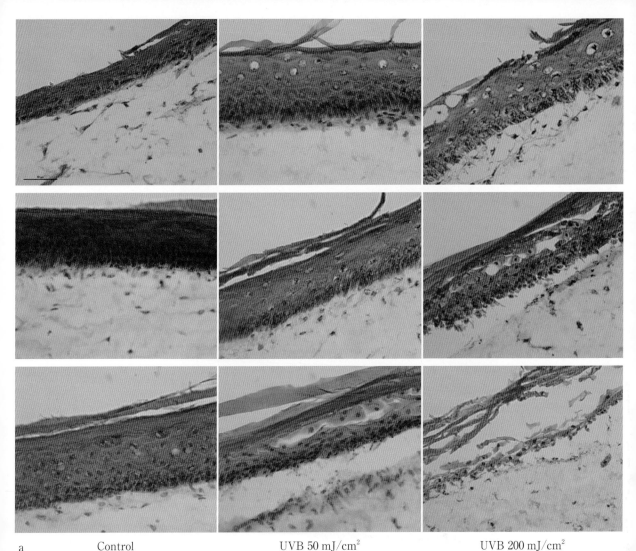

Control	UVB 50 mJ/cm²	UVB 200 mJ/cm²

a
b
c

図 6. 三次元培養皮膚モデルにおける UVB 50 mJ/cm² と UVB 200 mJ/cm² 照射後の基底膜の病理組織学的変化 ①

a：照射直後より UVB 200 mJ/cm² 照射群では表皮-真皮境界部で水疱形成を認める.

b：UVB 照射 2 日後. UVB 50 mJ²/cm² 照射群では表皮に浮腫状変化と肥厚を認める. UVB 200 mJ/cm² 照射群では表皮剥離が進み，真皮は浮腫性変化を認める.

c：UVB 照射 4 日後. UVB 50 mJ/cm² 照射群では基底膜が基底細胞から剥がれ始める.

膜の断裂の進行が徐々に確認された(図 6-b, c).

さらに，γ1 鎖を含む複数のラミニンアイソフォームを認識する抗ラミニンポリクローナル抗体を用いて，nidogen 1 とラミニンの IF 染色を行い，それらが皮膚基底膜ゾーンにおいて，すべての条件下で共発現していることを確認した(図7).

次いで，基底膜成分である nidogen 1 をマーカーにして，UVB 50 mJ/cm² 照射後 2 日目および 4 日目の解析を行った. 免疫染色を用いて検討し

たところ，nidogen 1，ラミニンは，いずれも 4 日目において発現が減少し，表皮-真皮接合が障害されていることが示唆された. UVB 200 mJ/cm² 照射では，表皮-真皮境界における間隙形成が直ちに起こり，観察開始直後から 4 日目まで基底膜蛋白質，nidogen 1 とラミニンの連続的な基底膜様の局在はみられなかった.

Nidogen 1 とラミニンγ1 は定常状態で構造的に直接結合しているといわれている[11].

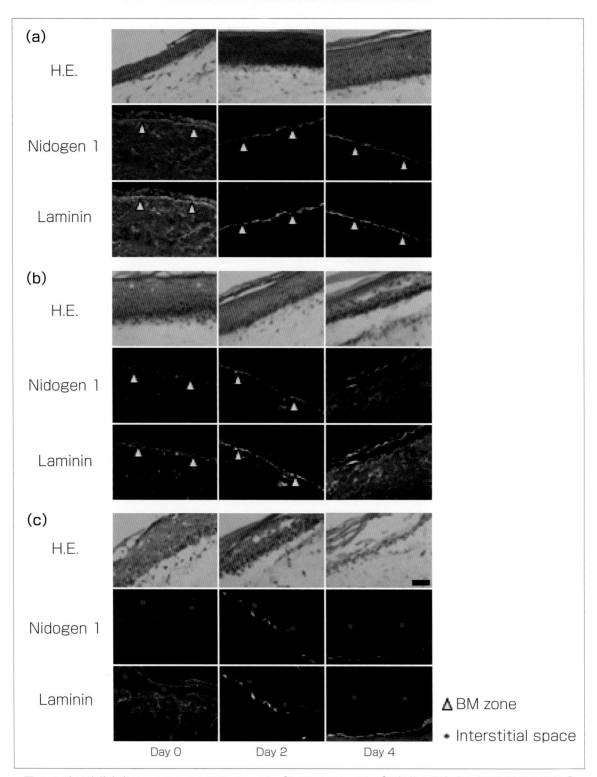

図 7. 三次元培養皮膚モデルにおける UVB 50 mJ/cm² と UVB 200 mJ/cm² 照射後の基底膜の病理組織学的変化 ②（文献 16 より転載）

UVB 照射直後，照射 2 日後，照射 4 日後の nidogen 1 とラミニンの H & E 染色と蛍光免疫染色像．照射直後より UVB 200 mJ/cm² 照射群では，nidogen 1 とラミニンはともに断裂している像が確認できる．UVB 50 mJ/cm² 照射 2 日後では，ごくわずかであるが nidogen 1 とラミニンの発現に軽度の低下と，一部で断裂像と考えられる発現の増強がみられる．UVB 照射 4 日後は基底膜のダメージの進行がみられる（Scale bar＝100 μm）．

a：Control， b：UVB 50 mJ/cm²， c：UVB 200 mJ/cm²

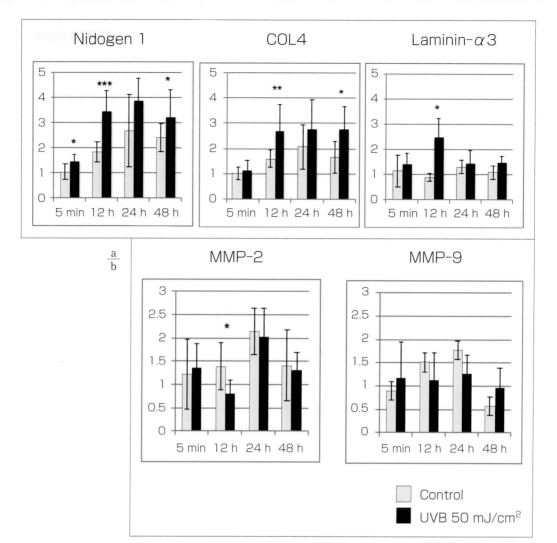

図 8. UVB 50 mJ/cm² 照射群の照射 5 分後，12 時間後，24 時間後，48 時間後の定量 RT-PCR 解析結果
　　　UVB を照射しない control 群の照射 5 分後の発現量を 1 としたときの相対値を示す.
　a：Nidogen 1，Ⅳ型コラーゲン，laminin-α3 は，UVB 照射群はすべて照射直後から発現量が control 群と
　　比較して増加しており，さらに照射 12 時間後では発現量が 2 倍以上増えており，有意差を認めた(*：p＜
　　0.05，**：p＜0.01，***：p＜0.001).
　b：MMP-9 の mRNA 発現量は，UVB 50 mJ/cm² 照射 12 時間後で control 群と比較して低下傾向を示し，
　　MMP-2 は有意に低下を認めた(*：p＜0.05).

　　興味深いことに，紫外線照射後もこれらは 50
mJ/cm² と 200 mJ/cm² 条件下で共発現していた.
UVB 50 mJ/cm² 照射直後に，IF 所見では基底膜
部に nidogen 1 とラミニン γ1 の連続的な発現を確
認できたが，一方，H & E 染色所見では，表皮に
浮腫状の変化や肥厚がみられた. UVB 50 mJ/cm²
照射直後の基底膜蛋白質の構造的変化はみられな
かったが，表皮所見より基底膜蛋白質の分子的な
変化が生じている可能性が考えられた.

3. 急性紫外線障害による分子レベルでの基底膜構成蛋白質の変化

　　UVB 50 mJ/cm² 照射直後から 48 時間までの超
急性期での基底膜の変化を定量 reverse tran-
scription PCR（以下，RT-PCR）にて検討した. 低
線量の UVB 照射後の基底膜構成分子の mRNA 発
現は，基底膜の断裂がみられるよりも早い段階で
一過性に増加した.
　　さらに，照射直後の基底膜に変化があるのかを

検討するため，UVB 50 mJ/cm²で照射直後(5分後)，12時間後，24時間後，48時間後での条件で定量 RT-PCR 解析を行い，照射しない control 群と比較した．定量 RT-PCR 解析においては，ラミニン-332 の α サブユニットであるラミニン-α3 の発現を確認した．その結果，照射12時間後に基底膜蛋白質(nidogen 1, IV型コラーゲン，ラミニン-α3)の mRNA 発現量が増加することが明らかとなった(図8-a)．

4. 低線量の UVB 照射後の基底膜分解酵素 MMP の変化

照射直後の基底膜の変化と同様に，基底膜分解酵素の変化を UVB 50 mJ/cm²で照射直後(5分後)，12時間後，24時間後，48時間後での条件で定量 RT-PCR 解析を行い，照射しない control 群と比較した．その結果，照射12時間後に MMP-2 の mRNA 発現量が control 群と比較して低下していたことが明らかとなった(図8-b)．

まとめと考察

3D skin を用いて紫外線照射後の基底膜の変化を検討した．3D skin での紫外線照射変化は急性紫外線障害を示していると考える．また，3D skin を用いることで，マウスやヒト皮膚では生じ得るホストの免疫応答や炎症反応が限りなく低く，closed system 下での紫外線照射後の基底膜の変化を評価できたと考えられる．

Bernerd らは，3D skin を用いて，UVB 50 mJ/cm²照射後の表皮層の病理組織学的変化を報告している．表皮において，H & E 染色では sunburn cell の出現と，免疫染色では p53 と cyclobutane pyrimidine dimers(CPD)の発現がみられたことから，UVB(50 mJ/cm²照射下)は 3D skin の全表皮層を透過することが示唆された[13]．しかし，これまで 3D skin において UVB が基底膜や真皮まで透過するかどうかについては，いまだ報告されていない．今回，我々の H & E 染色と免疫染色の結果により，UVB が皮膚基底膜まで到達したことが明らかとなった．

我々の病理組織学的検討から，50 mJ/cm²の UVB 照射後5分という早い段階で，表皮に浮腫状の変化と肥厚がみられた．UVB(50 mJ/cm²)が表皮の全層を透過することから，直接的あるいは MMP を介して間接的に，皮膚基底膜蛋白質にも影響を与えた可能性が考えられる．そこで，超急性期の基底膜蛋白質の分子生物学的変化を検討したところ，UVB 50 mJ/cm²照射12時間後に nidogen 1, IV型コラーゲン，ラミニン-α3 の遺伝子発現は非照射の control 群と比較して有意に上昇していた．

一方で，興味深いことに照射12時間後に MMP-2 の遺伝子発現が control 群と比較して低下していた．慢性紫外線障害では，MMPs が増加し基底膜蛋白質を分解するため，急性期でも同様の結果を予想していたが，今回の急性期における結果は予想に反したものとなった．この結果から，超急性期の紫外線照射で MMP の発現が低下，かつ皮膚基底膜蛋白質の発現が上昇した理由について考察した．UVB 50 mJ/cm²の照射下において，照射後48時間以内の nidogen 1 蛋白質の発現は明らかな免疫組織化学的変化を示さなかったが，nidogen 1, IV型コラーゲン，ラミニン α-3 の mRNA の発現の結果から，単一の UVB 照射(50 mJ/cm²)は皮膚基底膜だけでなく，表皮や線維芽細胞にも影響を与えることが示唆された．Poschl らは nidogen 1 が線維芽細胞由来であるのに対し，ラミニンと IV型コラーゲンはケラチノサイト由来である[14]と報告しており，これらの基底膜蛋白質が表皮や真皮の線維芽細胞から直接調節されている可能性が考えられる．さらに，MMP-2 はケラチノサイトと線維芽細胞の両方から，MMP-9 はケラチノサイトから産生される[15]．これまでに報告された文献と我々の新しいデータを考慮すると，単一の UVB 照射(50 mJ/cm²)では UVB 照射後12時間の間に，ケラチノサイトと線維芽細胞を介して基底膜蛋白質の mRNA の協調的な上方調節と MMP の下方制御が引き起こされていると示唆される．

慢性的な紫外線障害では，MMP-2 と MMP-9 が増加して皮膚基底膜蛋白質が分解される[5]が，UVB 照射後 5 分から 48 時間までの急性期には，基底膜蛋白質は MMP による分解の影響を受けず，さらに，ケラチノサイトや線維芽細胞が間接的にこれらの基底膜分子の増加を促し，MMP 産生を抑制している可能性が推測される[16].

今回，高線量（200 mJ/cm^2）UVB 照射により，3D skin の基底膜における nidogen 1 蛋白質の発現が，γ1 含有ラミニンや IV 型コラーゲンと並んで低下することが明らかになった．このモデルでは，表現型の形成にこれらの蛋白質が協調して作用している可能性がある．また，低線量（50 mJ/cm^2）UVB 照射直後では，基底膜の蛋白質は MMP による分解の影響を受けていない可能性がある．さらに，ケラチノサイトや線維芽細胞は，MMP を下方制御するだけでなく，これらの基底膜分子の産生に間接的に寄与していることが示唆された．

文　献

1) Ohnishi Y, Tajima S, Akiyama M, et al：Expression of elastin-related proteins and matrix metalloproteinases in actinic elastosis of sun-damaged skin. *Arch Dermatol Res*, **292**：27-31, 2000.

2) Fisher GJ, Wang ZQ, Datta SC, et al：Pathophysiology of premature skin aging induced by ultraviolet light. *N Engl J Med*, **337**：1419-1428, 1997.

3) Brenneisen P, Oh J, Wlaschek M, et al：Ultraviolet B wavelength dependence for the regulation of two major matrix-metalloproteinases and their inhibitor TIMP-1 in human dermal fibroblasts. *Photochem Photobiol*, **64**：877-885, 1996.

4) Holick MF：Sunlight and vitamin D for bone health and prevention of autoimmune diseases, cancers, and cardiovascular disease. *Am J Clin Nutr*, **80**：1678-1688, 2004.

5) Amano S：Possible Involvement of Basement Membrane Damage in Skin Photoaging. *J Investig Dermatol Symp Proc*, **14**：2-7, 2009.

6) Masunaga T：Epidermal Basement Membrane：Its Molecular Organization and Blistering Disorders. *Connect Tissue Res*, **47**：55-66, 2006.

7) Kimura N, Toyoshima T, Kojima T, et al：Entactin-2：a new basement membrane protein with high homology to entactin/nidogen. *Exp Cell Res*, **241**：36-45, 1998.

8) Kohfeldt E, Sasaki T, Gohring W, et al：Nidogen-2：a new basement membrane protein with diverse binding properties. *J Mol Biol*, **282**：99-109, 1998.

9) Carlin B, Jaffe R, Bender B, et al：Entactin, a novel basal lamina associated glycoprotein. *J Biol Chem*, **256**：5209-5214, 1981.

10) Timpl R, Dziadek M, Fujiwara S, et al：Nidogen：a new, self-aggregating basement membrane protein. *Eur J Biochem*, **15**：455-465, 1983.

11) Patel TR, Bernards C, Meier M, et al：Structural elucidation of full-length nidogen and the laminin-nidogen complex in solution. *Matrix Biology*, **33**：60-67, 2014.

12) Salmivirta K, Talts J, Olsson M, et al：Binding of mouse nidogen-2 to basement membrane components and cells and its expression in embryonic and adult tissues suggest complementary functions of the two nidogens. *Exp Cell Res*, **279**：188-201, 2002.

13) Bernerd F, Marionnet C, Duval C：Solar ultraviolet radiation induces biological alternations in human skin in vitro：Relevance of a well-balanced UVA/UVB protection. *Indian J Dermatol Venereol Leprol*, **78**：S15-S18, 2012.

14) Poschl E, Schlotzer-Schrehardt U, Brachvogel B, et al：Collagen IV is essential for basement membrane stability but dispensable for initiation of its assembly during early development. *Development*, **131**：1619-1621, 2004.

15) Pittayapruek P, Meephansan J, Prapapan O, et al：Role of Matrix Metalloproteinases in Photoaging and Photocarcinogenesis. *Int J Mol Sci*, **17**：868, 2016.

16) Hirakawa Y, Futaki S, Furukawa F, et al：Acute changes in nidogen-1 expression in the epidermal basement membrane of a 3-dimensional cultured human skin model after ultraviolet B irradiation. *Photodermatol Photoimmunol Photomed*, **36**：499-502, 2020.

MB Derma, **315**：10-19, 2021.

◆特集／光による皮膚トラブル─光線過敏症から光老化まで─

紫外線と色素異常

井上紳太郎*

Key words：色素沈着(hyperpigmentation, pigmentation)，色素脱失(hypopigmentation, depigmentation)，白斑(leukoderma)，メラニン(melanin)，メラノサイト(melanocyte)，ケラチノサイト(keratinocyte)

Abstract 過剰な色素沈着や色素脱失は，たとえ生死に関わる病気ではなくとも日常生活において QOL を著しく低下させる．また，肌状態の差は見かけ年齢の差として反映されるので，高齢化社会での色素異常に対する意識も高まり，治療のニーズも増してきた．そこで，まず生理的な範囲で可逆的に変化する肌色の決定要因を整理し，そのなかで紫外線により変化する生理的要因について概説した．次に，紫外線の影響を受ける病的な色素異常について，急性反応と慢性反応，および UVA と UVB からの視点で最近のメカニズムに関する知見も踏まえて紹介した．今後，色素異常症患者の紫外線ケアや種々の光線療法に際して留意が必要である．

はじめに

肌色(皮膚色)は様々な要因で変化する．内的要因としては血流，加齢，疾患，遺伝の背景が，外的要因としては紫外線(UV)，乾燥，喫煙，食物などが挙げられる．日常生活において，例えば UV による皮膚黒化や血行不良による赤み低下などのように，我々の肌色は生理的な範囲で可逆的に変化する．一方，種々の原因による過剰な色素沈着や肝臓機能低下による黄疸，色素脱失による白斑など，病的にも肌色が変化し，生活の質(QOL)を著しく低下させる．

本稿では，肌色を決める種々の要因を抽出したうえで，UV を原因とする色素異常に焦点を当てて述べる．

肌色の決定要因

肌色を決める要因には物理的要因や生理的要因

* Shintaro INOUE, 〒501-1196 岐阜市大学西 1-25-4 岐阜薬科大学香粧品健康学寄附講座，特任教授

が関わるが，最も大きい要因としてはメラニン色素および血流(ヘモグロビン)が挙げられる．角層，表皮層，および真皮層に分けて肌色を決定している生理的要因を表1に示した．

1．角　層

角層は $20\,\mu m$ 程度の脱核した角質細胞からなる．角層表面の物理的形状(肌理(キメ)，剥離中の残存角層，皮脂)などにより光の反射や散乱特性が変化し，結果的に角層およびその下層の肌色に関わる要因に「見栄」の変化(くすみ，てかり)をもたらす．角層で肌色に最も影響するのはケラチノサイト(KC，表皮細胞)より受け継がれた残存メラニンで，黄褐色～茶褐色を呈する[1]．また，食物由来で過剰に摂取された β-カロテンは血中から表皮層に移行し，角層に沈着して黄みを呈する(柑皮症)[2]．さらに，角層を構成するケラチンはメイラード反応により糖化され，後期糖化生成物(AGE)を形成し[3]，黄みに影響する可能性がある．角層におけるこれらの肌色決定要因は，加齢による角層のターンオーバー速度の低下によって生じる角層重層化[4]に伴って増幅される．逆に，UV は

表 1. 肌色に影響する要因と色調変化

部 位	要 因		色調変化
角層	表面形状, 皮脂による光反射や散乱		くすみ, てかり
	メラニン		淡黄色～黒褐色
	β-カロテン		黄色
	AGE 化ケラチン		黄褐色
表皮層	メラニン (ユーメラニン/フェオメラニン)	ケラチノサイト メラノサイト	淡黄色～黒色
真皮層	血管 { ヘモグロビン	オキシ型	鮮赤色
		デオキシ型	紫青色～暗赤色
	ビリルビン		黄色
	β-カロテン		黄色
	滴落メラニン(貪食細胞や線維芽細胞内)		青色～褐色
	AGE 化コラーゲン/エラスチン		黄褐色

KC の過増殖によりターンオーバー速度が高まり[5], むしろ角層沈着物質の影響を低減すると考えられる.

2. 表皮層

表皮層での肌色決定要因はメラノサイト(MC, 色素細胞)内のメラノソームで合成されるメラニン色素である. UV や炎症などによる様々な刺激によってメラニン合成は促進される. メラノソームは周辺の KC に転送され, 細胞核の上層を覆って, いわゆるメラニンキャップ(メラニンの帽子)を形成し, UV から核内 DNA の損傷を防御する[6]. 使命を果たしたメラニンはオートファジーなどにより分解されるが, 残存メラニンは角質細胞に受け継がれて角層メラニンとして肌色に影響を与える. オートファジーによるメラニン除去機能の遺伝的な差は, 人種による肌色の差と関係するとの報告がある[7].

UV や炎症, その他, 遺伝的あるいは病的な要因により, MC によるメラニンの生合成, KC へのメラニン転送, KC による分解, MC の再生産などに異常が生じると, 過剰な色素沈着や色素脱失(白斑)を招く.

3. 真皮層

真皮層では血流中のヘモグロビンが最も肌色に影響を与える[8]. 血行がよく酸素の供給が十分なときはオキシヘモグロビン(酸化型)に由来する赤みを呈し, 特に血管拡張時には顕著である. 一方, 血中酸素濃度が低下した場合, デオキシヘモグロビン(還元型)に由来する紫青色～赤黒色を呈し

(チアノーゼ), 特に血管収縮やうっ血時には顕著となる. また, 肝臓機能に呼応した血中ビリルビン(黄疸)や食事由来の β-カロテンは肌の黄みを増す[2]. しかし, 表皮層・角層メラニンにより皮膚黒化がみられるときは, これら血管に由来する色調変化は相対的に影響が小さい[8].

表皮層と真皮層の境界をなす基底膜が炎症などによりダメージを受けると, メラニンが表皮基底層から真皮層に滴落し[9], マクロファージなどの貪食細胞(メラノファージ)や線維芽細胞に貪食されて真皮層上層に定着して青色～褐色を呈する. また遺伝的要因により, 真皮層で直接メラニンを産生する細胞(真皮 MC, 母斑細胞)によって青みを帯びた黒色を呈する色素斑を形成することがある(色素性母斑など)[10].

加齢によるコラーゲンのターンオーバー速度の低下や, 加齢に加えて長年の日光曝露によるエラスチンの変性に際して生じる AGE は, 老化真皮の黄みに関与する[11][12].

紫外線による皮膚の損傷と応答

UV は直接的あるいは間接的に, また即時的(短期的)あるいは累積的(長期的)に皮膚細胞や細胞外マトリックス(ECM)に様々な影響を与え, 結果的に色素異常などの皮膚の変化を引き起こす.

1. 紫外線曝露による皮膚の変化

地表に届く UV は, その波長特性から UVB (290～320 nm) と UVA (320～400 nm) に分類でき, UVB は表皮層から真皮層上層に留まるが,

UVAは真皮層深部にまで到達する．表2にUV曝露による皮膚の急性および慢性反応についてまとめた．

表 2. 紫外線曝露による皮膚の変化

急性反応(数時間〜数か月)	慢性反応(数年〜)
日焼け 　サンバーン(紅斑)(UVB) 　サンタン(色素沈着) 　　即時黒化(UVA) 　　持続型即時黒化(UVA, UVB) 　　遅延型黒化(UVA, UVB) 肌荒れ(UVB) 免疫能の低下(UVB) 光線過敏(UVA)	光老化(UVA, UVB) 　シミ 　シワ 　光線性弾性線維症 皮膚ガン(UVA, UVB)

a）日焼け

急性反応として太陽光を浴びた後に生じる，いわゆる日焼けが代表的な皮膚変化である．

(1) **サンバーン(紅斑)**：肌の赤みを伴う炎症反応でUVBにより引き起こされる．UV曝露数時間後から生じ，翌日ピークとなり徐々に消失する．KCがUV刺激を受け，NF-κB依存的にインターロイキン(IL)-1，IL-6，TNF-αなどの炎症誘発性サイトカインを産生し[13]，好中球などの炎症性細胞の浸潤による炎症反応と血管拡張を引き起こす．その結果，KCのターンオーバーが促進されるので，紅斑はUV曝露で傷害されたKCを新たな細胞で修復する反応ともいえる．

(2) **サンタン(色素沈着)**：いわゆる日焼けにより肌が黒くなる反応で，即時黒化(IPD)，持続型即時黒化(PPD)，遅延型黒化(DT)に分けられる[14]．

IPDはUVA被曝直後にみられる灰褐色の色素増強で，通常，数時間で消失する．メラニンの新生ではなく既存の還元型メラニンが光酸化されて濃色化するもので[15]，元来肌色の濃い人に生じやすい．PPDはIPD消褪後の茶褐色の色素沈着で，UVBやUVAによるメラニンの新生を伴うが，既存のメラニン中間体がUVAにより非酵素的に重合する可能性がある[15]．その消失にはKCのターンオーバーが必要であり，角層を経て排泄される．DTは一般的にいう日焼けである．サンバーンが消褪後，後で詳細に述べるメカニズムによりMCの成熟メラノゾーム内でメラニン合成が促進され周辺のKCに転送されて皮膚が黒化し，長い場合は数か月持続する．その程度は，UV曝露量，頻度，個人の肌タイプによって異なる．

b）肌荒れ

肌の規則的な表面構造(肌理)が乱れ，角層の一部剥離や軽度の炎症が生じた肌状態をいう．様々な原因で起こるが，UVBによる肌荒れではサンバーンに伴う表皮ターンオーバーの亢進により，顆粒層タイトジャンクションバリア機能の低下[16]，角化形成不全による角層バリア機能および角層水分量の低下[17]が認められる．皮膚の乾燥と外来刺激に対する抵抗性の低下は，さらに肌荒れを悪化させる場合がある．繰り返される炎症は炎症後の色素沈着の原因になり得る．

c）免疫能の低下

UVBは直接，ランゲルハンス細胞(LC)などの抗原提示細胞のDNAを損傷し，シクロブタンピリミジン二量体(CPD)を形成することで免疫を抑制する．LCはUVB照射後，樹状突起構造が傷害され，CPD産生によって所属リンパ節に遊走して表皮内から消失し，結果的にT細胞の抗原認識が阻害される[18]．また，UVB照射は骨髄細胞からの免疫抑制性サイトカイン(IL-10, IL-4)産生を促す[19][20]．さらに，UVBはCPD形成あるいはプロスタグランジンE_2(PGE_2)産生を介して免疫応答を抑える機能を持つ制御性T細胞(Treg)を誘導する[21][22]．

d）光線過敏

日光照射部位に一致して皮膚に紅斑や過敏な炎症などの反応を誘発する．外因性と内因性に大別され，外因性の場合は光線のクロモフォア(光増感因子)となる薬剤などが皮膚に接触するか，内服して皮膚に到達し，光線(主にUVA)の照射を受けて発症する[23]．発症メカニズムにより光毒性と光感作性(光アレルギー性)に分類できる．内因性のものとしては，内因性クロモフォアの皮膚への集積によるポルフィリン症[24]，日光蕁麻疹[25]などがある．

e）光老化

老化は，加齢に伴って主として遺伝的要因に基づく内因性老化（自然老化）に，環境的要因が加味されて進行する．皮膚での最も重要な環境因子がUVである．UV露光部に特徴的にみられる老化を光老化と呼び，老人性色素斑，シワ（線状や図形状シワ），日光弾性線維症などの特徴的な皮膚変化を生じる[26]．光老化の特徴は日光（UVA＋UVB）の被曝時間に応じて悪化することである．

f）皮膚ガン

MCで合成されたメラニンは表皮に転送されてUVによるDNA損傷を防御するので，皮膚ガンは，UVの長年の繰り返しの被照射量が多く，皮膚メラニン量（ユーメラニン）が少ないと発症しやすくなる．先天的にメラニン量が減少・消失する疾患である白皮症では，露光による皮膚ガン（主として有棘細胞癌および基底細胞癌）発症リスクが増大する[27]．また，UV曝露時の損傷DNAの修復能は加齢とともに低下するので，加齢に伴うUV誘導DNA変異は皮膚ガン発生リスクを増大させる（後述）．事実，UVによる損傷DNAの修復能が低下している遺伝的な色素性乾皮症（XP）では，早期老化症状に加え露光部皮膚のガン発生リスクが1,000～10,000倍も高い[28]．さらに，前述のUVBによる免疫抑制作用が露光部の皮膚ガンの発生リスクを高めていると考えられる．

2．DNAの損傷と修復（図1）

UVBは直接，細胞のDNAに作用し，主としてCPDおよびピリミジン-ピリミドン（6-4）光生成物の2つのDNA損傷を引き起こす[29]．一方，UVAはDNA，トリプトファン，リボフラビン，ポルフィリンなどのクロモフォアを介した活性酸素種（ROS）の発生により，間接的に多種の酸化的DNA損傷（8-ヒドロキシデオキシグアノシン（8-OHdG）など）を形成する[30)31]．UVBも，炎症を介したROSの発生を介して同様の酸化的DNA損傷を引き起こすことができる．

これらDNAの損傷は日光を浴びることで日常的に生ずるが，通常，生体に備わっている損傷

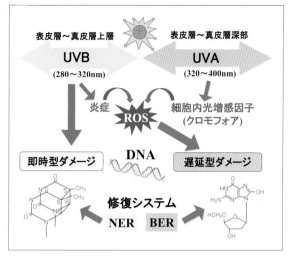

図1．紫外線によるDNAの損傷と修復
ROS：活性酸素種，NER：ヌクレオチド除去修復，
BER：一塩基除去修復

DNAの修復システムによって素早く修復される．UVBによる損傷は，主にヌクレオチド除去修復（NER）によって修復され[32]，ROSによる酸化型DNA損傷は一塩基除去修復（BER）システムにより修復される[33]．DNA損傷が過剰で回復不能となった場合や染色体末端のテロメアの極端な短縮は，p53を介したアポトーシス死を誘発し，24～48時間後にいわゆるサンバーンセルをつくる[34]．

皮膚はUVやROSなどの外因性刺激や内因性の様々な刺激に常に曝されているが，光老化の典型的な徴候であるシミやシワが若年者ですぐに現れるわけではない．皮膚には損傷DNAのみならず，組織や細胞の損傷を修復する様々な能力があるために，老化表現型が現れるまでには長い時間が必要である．しかし，損傷DNAの修復に関しては，NERおよびBERの両修復システムともに，加齢に伴い修復能力が低下することが明らかになっている[35)36]．すなわち，老齢皮膚では若年者と同じ線量のUVやROSに曝されたとき，色素異常や発ガンリスクにつながる遺伝子変異の残存確率が高くなる．誤った修復または修復できなかった損傷からはDNAの不可逆的変異が生じ，長期的な効果として皮膚細胞の機能異常や発ガンを誘発する．事実，NER修復システムに遺伝的な変異がある色素性乾皮症では，UVB曝露により早期に

老化症状である色素沈着が現れ，皮膚ガン発生リスクも増大する[28]．

3．メラノサイトの損傷（細胞死）と修復

メラニンを産生する細胞である MC 機能の損傷と修復，およびアポトーシスによる細胞消失と前駆細胞（幹細胞）による再供給は健常な肌色維持に大きく関与する．後述するように，UV による直接的な，あるいは KC を介した間接的な MC 刺激によりメラニン合成は活性化されるが，一方で，過剰な刺激による修復不可能な DNA 損傷によってはアポトーシスが誘導される．また，t-ブチルハイドロキノン，モノベンゾン，ロドデンドロールのような MC に細胞障害をもたらす化合物や，ミトコンドリアや好中球の NADH 酸化酵素などによる内因性 ROS によっても細胞死が誘導され，化学白斑や尋常性白斑の原因になる場合がある[37]．

4．細胞外マトリックスの損傷と修復

UV はヒアルロン酸（HA），コラーゲン，エラスチンなどからなる ECM にダメージを与えるが，DNA 損傷と同様に生体には修復機能が備わっている．

表皮層では KC の細胞間隙に高濃度の HA が充填されており，マウスでは UVB 照射によって表皮層 HA の低分子化とともに新規の合成が誘導され，1 週間程度で元通りに修復される[38]．UV によって結果的に生じたヒドロキシラジカルは HA を切断して低分子化するので，HA はラジカルスカベンジャーとして機能することでメラニン合成を抑制している可能性がある[39]．

基底膜の 4 型コラーゲンやラミニン，真皮層の 1 型コラーゲンやエラスチンも UV 曝露，炎症，加齢により損傷や修飾を受けるが，種々のマトリックス金属プロテイナーゼ（MMP）（MMP-1，2，3，9，12，13 など）により異常タンパク質が除去され，新たなタンパク質合成を伴った組織修復が開始される[26]．組織修復の異常は，基底膜に結合している MC，KC，および前駆細胞の機能異常，メラニンの真皮への滴落，AGE 化コラーゲン[11]やエラスチン様凝集物の蓄積などを介して肌の色調変化に影響する．

紫外線による
メラニン合成促進メカニズムと色素異常

UVB および UVA は直接的あるいは間接的に異なる様々な経路でメラニンの合成を刺激する．皮膚の色素異常を理解するには生理的なメラニン合成メカニズムを知る必要があるが，逆に，色素異常（症）の原因やメカニズム解析から生理的なメラニン合成の仕組みが明らかになってきた．

MC のメラニン合成制御，UV 刺激を受けた KC によるメラニン合成刺激，線維芽細胞や樹状細胞など他の皮膚細胞がメラニン合成に及ぼす影響，など種々の経路が関与するが，ここでは寄与度の高い KC と MC の関係に焦点を当てて述べる（図 2）．

1．ケラチノサイトを介した紫外線によるメラニン合成の刺激

KC の DNA は UV によって損傷を受けるが（図 1），修復不能の DNA 損傷によりガン抑制遺伝子の p53 が活性化され，アポトーシスや老化細胞へと誘導される[34]．一方で，p53 はプロオピオメラノコルチン（POMC），エンドセリン 1（EDN1），幹細胞因子（SCF または KITLG）などのメラニン合成因子の発現を促進する[40]．POMC はプロテアーゼによるプロセッシングを受けてメラニン合成刺激因子である副腎皮質刺激ホルモン（ACTH）および α-メラニン細胞刺激ホルモン（α-MSH）として分泌され，パラクライン的に MC のメラノコルチン 1 受容体（MC1R）に結合する[40]．以下，アデニレートシクラーゼ活性化による細胞内 cAMP の増加，PKA の活性化，転写因子 CREB のリン酸化を経て最終的にメラニン合成のマスター転写因子である MITF の発現が誘導され，チロシナーゼなどのメラニン合成系を刺激する[41]．EDN1 は EDN 受容体 B（EDNRB）に結合し，PKCγ/PKC 経路で以下の MC1R 経路と同様に MITF 発現が増加する．一方，SCF は cKIT に結合し，MAP キナーゼカスケードにより ERK の活性化を経て

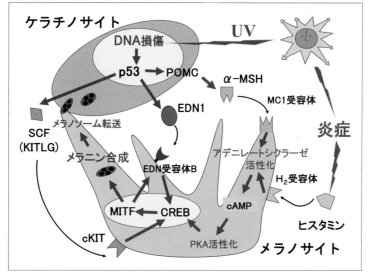

図 2. 紫外線および炎症によるメラニン合成の促進メカニズム
SCF：幹細胞因子, EDN1：エンドセリン 1, POMC：プロオピオメラノコルチン,
α-MSH：α-メラニン細胞刺激ホルモン, MC1：メラノコルチン 1

CREB がリン酸化される.

　また, 炎症因子ヒスタミンも H_2 受容体を介して α-MSH 同様の cAMP/PKA 経路によりメラニン合成を促進する[42]. KC 自身のヒスタミン合成よりは, むしろ UV による炎症反応の一環として肥満細胞(マスト細胞)が脱顆粒して遊離されたヒスタミンが炎症後の過剰な色素沈着に寄与していると考えられる. また, UV により発現誘導される IL-1α や TNFα, あるいは PGE$_2$ を介したメラニン合成の亢進も関わっている[43].

　これら因子による MITF の発現増強は, 一連のメラニン合成系の亢進, メラノソームの増生, Rab17 の発現亢進により KC へのメラノソーム転移が促される[44]. 実際の過剰メラニンによる色素異常や, 逆にメラニン量低下による色素脱失は, これら合成系のみならず, オートファジーなどによるメラノソームの分解[45]や角層を経由した排泄(ターンオーバー)の異常を伴う可能性がある.

2. 紫外線による色素異常症

　UV が関与する色素異常には, 老人性色素斑, 脂漏性角化症, 光線性花弁状色素斑などの長期の時間経過による異常と, 肝斑や雀卵斑のように短期的な可逆的異常がある.

a) 長期の紫外線の影響による色素異常症

　主として光老化による色素異常である.

⑴ 老人性色素斑(日光性色素斑, 日光黒子, 老人性黒子, 老人斑)：いわゆる老人のシミであり, 境界明瞭な茶色あるいは黒色の色素斑で, ときに表皮がざらざらした肥厚を伴い, 軽度に隆起して脂漏性角化症への移行がみられる. UV 露光部位に発症し, 原因として UV の長期反復曝露が考えられる. 加齢とともに急速に発生頻度が増加するので色素沈着部位の表皮ターンオーバーの低下も関与すると考えられるが, 高齢者のみならず, UV 照射により若齢者にも発症する. 組織学的には, 正常皮膚に比べ MC およびメラノソームの数とサイズが増加している[46]. また, 色素沈着部位の KC で END1, 膜結合型 SCF, TNFα の発現亢進がみられ, 図 2 の EDN1/EDNRB および SCF/cKIT 経路が関わっている可能性がある[47]. さらに, FGF7 (KGF)のような線維芽細胞由来因子が関わるとの報告もある[48].

⑵ 脂漏性角化症(老人性疣贅)：長期にわたる日光露出部にみられる小型の角化性紅斑を伴う茶色～黒色調の表面が少しざらついた丘疹性病変で, しばしば老人性色素斑と混在する[49]. UV による KC の異常増殖と MC の活性化によるメラニ

ン産生亢進が主体と考えられるが，内臓ガンに伴って発生する場合は痒みを伴う急速な脂漏性角化症の出現がみられる．

(3) 日光角化症（老人性角化症，老人性角化腫，光線角化症）：長期にわたり日光露出部にみられる角化性紅斑を伴う丘疹性病変で，白色のうろこ状の鱗屑を伴う大きさ1〜3 cm程度の紅色の発疹がみられる．脂漏性角化症と類似し，老人性色素斑とともに，しばしば近傍に併発する．組織学的には不全角化と有棘細胞の異形性，表皮内裂隙，真皮上層の好塩基性変性と炎症細胞浸潤を示し，悪性化のリスクがある[50]．

(4) 光線性花弁状色素斑：水疱が出るほど強い日焼けをしたときなど深部まで皮膚ダメージを受けた後，1〜3か月後に肩から上背部に多発性に出現する最大1 cm程度の花弁状〜金平糖形の境界明瞭な濃淡のある褐色色素斑[51]．老人性色素斑とは出現部位が異なり，若齢者でも生ずる色素沈着で，皮膚深部のダメージを伴うことからFGF7のような線維芽細胞由来因子が関わっている可能性もある．

(5) 色素沈着型接触皮膚炎（女子顔面黒皮症，リール黒皮症）：顔全体から頬，首にかけて出現する境界不明瞭な網目状の紫褐色〜紫灰色を帯びた色素沈着．日光露出部に化粧品などで用いられる色素の不純物などが接触アレルゲンとなって生じるが，化粧品の品質向上に伴い近年では稀である[52]．発症初期は発赤・瘙痒などの炎症症状が先行して表皮基底層のメラニンが増加するので，UVにより増強された炎症後色素沈着に類すると考えられる．

(6) 日光弾性線維症（光線性弾性線維症）：真皮に生じるUVAを主体とした代表的な光老化の病変で，典型的には項部菱形皮斑に伴って真皮層上層に特徴的な弾性線維沈着病変が生じ，深いシワを伴った乾燥したゴワゴワした厚みのある皮膚になる．UVAと加齢によるエラスチンやコラーゲンのターンオーバー低下による，AGE化[11)12]を伴った変性エラスチン様凝集体の蓄積が特徴的である[53]．

(7) 色素性乾皮症（XP）：XPではUVBによる損傷DNAのNERによる修復機能が遺伝的に損なわれており，XPA〜XPG，およびvariant群に分類される．本邦で多いXPAでは，UVBの反復曝露によって若年期においても皮膚は乾燥，粗糙化し，雀卵斑様色素斑，脱色素斑，落屑，毛細血管拡張が混合して生じる．皮膚ガンの発症リスクも高い[28]．

(8) 白斑の紫外線による色素再生時の過剰色素沈着：尋常性白斑の反復光線療法では，治癒過程に毛包部位や白斑境界部位にしばしば過剰な色素沈着がみられ，かえってQOLの低下を招き，症例によっては美白剤が適用される[54]．原因はまだ明らかになっていないが，周辺KCなどの反復的なUV刺激によりMC前駆細胞（幹細胞）由来のMCがメラニン合成を過剰に刺激された可能性や，周辺組織からメラニン合成刺激因子が分泌された可能性がある．

b）紫外線が色調を増悪させる色素異常症

遺伝的要因などで元来存在していた色素沈着部位が，UVの曝露により可逆的に改善と悪化を繰り返す色素異常である．

(1) 雀卵斑（そばかす）：数mm単位の薄茶色や黒茶色などの色素斑が，顔面正中部，頸部，前腕，手背など日光曝露部に多発する常染色体優性（顕性）遺伝性皮膚疾患で，重症例は劣性（潜性）遺伝といわれており，*MC1R*が原因遺伝子であるとの報告がある[55]．思春期前後に始まり徐々に広がり色調も濃くなるが，加齢とともに色調が薄くなる．色白の女性に多い傾向があり，日光曝露や妊娠により増生し，日光曝露を避けると色調は改善する．MC数は不変だがメラニン生成能が亢進している．樹状突起を多数持ちドーパ反応強陽性を示す大型化したMCが観察される．

(2) 肝斑：30歳前後以降の女性の顔面，特に頬部，前額部，側頸部などを中心に生じる境界鮮明な左右対称性の後天的な淡褐色の色素斑．妊娠を契機にして発症する場合があること，閉経後は徐々に薄くなり経口避妊薬内服で増悪することか

ら，病因として多腺性内分泌変調が疑われる．性腺刺激ホルモン，卵胞ホルモン，黄体ホルモンなどの影響でメラニン生成が亢進していると考えられるが，UV により増悪するため，夏に悪化，冬に軽減する[56]．

(3) 老人性白斑(特発性滴状色素減少症)など：老人性白斑は加齢や UV などにより MC 数の減少や MC 機能が低下して生ずる米粒大の白斑である[57]．老人性白斑や尋常性白斑などでは，UV 曝露によって露光部のメラニン色素が増強されると，外見上白斑が逆に強調され QOL の低下を招く．

おわりに

本稿では，肌色の UV による変化について，生理的要因，メカニズム，および色素異常に焦点を当てて概説した．色素沈着や色素脱失などの色素異常症には種々の光線療法が用いられ，奏効する場合と，逆に増悪させる場合がある．今後，色素異常の詳細なメカニズムや，ここで論じた UVA と UVB の区別よりも狭い波長領域での色素異常に関する効果や副反応について，さらなる研究が望まれる．

文　献

1) Lu H, Edwards C, Gaskell S, et al：Melanin content and distribution in the surface corneocyte with skin phototypes. *Br J Dermatol*, **135**：263-267, 1996.

2) Mazzone A, Canton AD：Image in clinical medicine. Hypercarotenemia. *N Engl J Med*, **346**：821, 2002.

3) Kawabata K, Yoshikawa H, Saruwatari K, et al：The presence of N(ε)-(Carboxymethyl)lysine in the human epidermis. *Biochim Biophys Acta*, **1814**：1246-1252, 2011.

4) Hara M, Kikuchi K, Watanabe M, et al：Senile xerosis：functional, morphological, and biochemical studies. *J Geriatr Dermatol*, **1**：111-120, 1993.

5) Haratake A, Uchida Y, Schmuth M, et al：UVB-induced alterations in permeability barrier function：roles for epidermal hyperproliferation and thymocyte-mediated response. *J Invest Dermatol*, **108**：769-775, 1997.

6) Park HY, Kosmadaki M, Yaar M, et al：Cellular mechanisms regulating human melanogenesis. *Cell Mol Life Sci*, **66**：1493-1506, 2009.

7) Murase D, Hachiya A, Takano K, et al：Autophagy has a significant role in determining skin color by regulating melanosome degradation in keratinocytes. *J Invest Dermatol*, **133**：2416-2424, 2013.

8) Stamatas GN, Kollias N：Blood stasis contributions to the perception of skin pigmentation. *J Biomed Opt*, **9**：315-322, 2004.

9) Lu Q, Yang C, Wu J, et al：Confocal laser scanning microscopy, a diagnostic alternative for five pigmented lesions on the face：An observational study. *Skin Res Technol*, **25**：871-876, 2019.

10) Harrison-Balestra C, Gugic D, Vincek V：Clinically distinct form of acquired dermal melanocytosis with review of published work. *J Dermatol*, **34**：178-182, 2007.

11) Dyer DG, Dunn JA, Thorpe SR, et al：Accumulation of maillard reaction products in skin collagen in diabetes and aging. *J Clin Invest*, **91**：2463-2469, 1993.

12) Yoshinaga E, Kawada A, Ono K, et al：N(ε)-(carboxymethyl)lysine modification of elastin alters its biological properties：implications for the accumulation of abnormal elastic fibers in actinic elastosis. *J Invest Dermatol*, **132**：315-323, 2012.

13) Abeyama K, Eng W, Jester JV, et al：A role for NF-kappaB-dependent gene transactivation in sunburn. *J Clin Invest*, **105**：1751-1759, 2000.

14) Kohli I, Sakamaki T, Dong TW, et al：The dynamics of pigment reactions of human skin to ultraviolet A radiation. *Photodermatol Photoimmunol Photomed*, **35**：387-392, 2019.

15) Miyamura Y, Coelho SG, Schlenz K, et al：The deceptive nature of UVA tanning versus the modest protective effects of UVB tanning on human skin. *Pigment Cell Melanoma Res*, **24**：136-147, 2011.

16) Yuki T, Hachiya A, Kusaka A, et al：Characterization of tight junctions and their disruption by UVB in human epidermis and cultured keratinocytes. *J Invest Dermatol*, **131**：744-752, 2011.

17) Holleran WM, Uchida Y, Halkier-Sorensen L, et al：Structural and biochemical basis for the UVB-induced alterations in epidermal barrier function. *Photodermatol Photoimmunol Photomed*, **13**：117-128, 1997.

18) Vink AA, Moodycliffe AM, Shreedhar V, et al：The inhibition of antigen-presenting activity of dendritic cells resulting from UV irradiation of murine skin is restored by in vitro photorepair of cyclobutane pyrimidine dimers. *Proc Nat Acad Sci USA*, **94**：5255-5260, 1997.

19) Yoshida Y, Kang K, Berger M, et al：Monocyte induction of IL-10 and down-regulation of IL-12 by iC3b deposited in ultraviolet-exposed human skin. *J Immunol*, **161**：5873-5879, 1998.

20) Teunissen MB, Piskin G, di Nuzzo S, et al：Ultraviolet B radiation induces a transient appearance of IL-4＋neutrophils, which support the development of Th2 responses. *J Immunol*, **168**：3732-3739, 2002.

21) Yamazaki S, Odanaka M, Nishioka A, et al：Ultraviolet B-induced maturation of CD11b-type langerin(-)dendritic cells controls the expansion of Foxp3(＋)regulatory T Cells in the skin. *J Immunol*, **200**：119-129, 2018.

22) Soontrapa K, Honda T, Sakata D, et al：Prostaglandin E2-prostaglandin E receptor subtype 4 (EP4)signaling mediates UV irradiation-induced systemic immunosuppression. *Proc Nat Acad Sci USA*, **108**：6668-6673, 2011.

23) Smith E, Kiss F, Porter RM, et al：A review of UVA-mediated photosensitivity disorders. *Photochem Photobiol Sci*, **11**：199-206, 2012.

24) Sakiyama M, Matsuo H, Toyoda Y, et al：Porphyrin accumulation in humans with common dysfunctional variants of ABCG2, a porphyrin transporter：potential association with acquired photosensitivity. *Hum Cell*, **34**：1082-1086, 2021.

25) Ng JC, Foley PA, Crouch RB, et al：Changes of photosensitivity and action spectrum with time in solar urticaria. *Photodermatol Photoimmunol Photomed*, **18**：191-195, 2002.

26) Inoue S, Takahashi Y：Strategies for skin aging, focusing on changes in DNA and tissue repair systems. Aging skin：current and future therapeutic strategies(Rhein LD, Fluhr JW eds), Alluredbooks, pp. 29-66, 2010.

27) Saka B, Akakpo SA, Teclessou JN, et al：Skin cancers in people with albinism in Togo in 2019：results of two rounds of national mobile skin care clinics, *BMC Cancer*, **21**：26, 2021.

28) Bradford PT, Goldstein AM, Tamura D, et al：Cancer and neurologic degeneration in xeroderma pigmentosum：long term follow-up characterizes the role of DNA repair. *J Med Genet*, **48**：168-176, 2011.

29) Cadet J, Anselmino C, Douki T, et al：Photochemistry of nucleic acids in cells, *J Photochem Photobiol B*, **15**：277-298, 1992.

30) Douki T, Perdiz D, Grof P, et al：Oxidation of guanine in cellular DNA by solar UV radiation：biological role. *Photochem Photobiol*, **70**：184-190, 1999.

31) Cadet J, Berger M, Douki T, et al：Effects of UV and visible radiation on DNA-final base damage. *Biol Chem*, **378**：1275-1286, 1997.

32) Wood RD, Mitchell M, Lindahl T：Human DNA repair genes. *Mutat Res*, **577**：275-283, 2005.

33) Dianov GL, Souza-Pinto N, Nyaga SG, et al：Base excision repair in nuclear and mitochondrial DNA. *Prog Nucleic Acid Res Mol Biol*, **68**：285-297, 2001.

34) Ziegler A, Jonason AS, Leffell DJ, et al：Sunburn and p53 in the onset of skin cancer. *Nature*, **372**：773-776, 1994.

35) Takahashi Y, Moriwaki S, Sugiyama Y, et al：Decreased gene expression responsible for post-ultraviolet DNA repair synthesis in aging：a possible mechanism of age-related reduction in DNA repair capacity. *J Invest Dermatol*, **124**：435-442, 2005.

36) Chen SK, Hsieh WA, Tsai MH, et al：Age-associated decrease of oxidative repair enzymes, human 8-oxoguanine DNA glycosylases(hOgg1), in human aging. *J Radiat Res*, **44**：31-35, 2003.

37) Inoue S, Katayama I, Suzuki T, et al：Rhododendrol-induced leukoderma update Ⅱ：Pathophysiology, mechanisms, risk evaluation, and possible mechanism-based treatments in comparison with vitiligo. *J Dermatol*, **48**：969-978, 2021.

38) Tobiishi M, Sayo T, Yoshida H, et al：Changes in epidermal hyaluronan metabolism following UVB irradiation. *J Dermatol Sci*, **64**：31-38, 2011.

39) Presti D, Scott JE：Hyaluronan-mediated protective effect against cell damage caused by enzymatically produced hydroxyl(OH.)radicals is dependent on hyaluronan molecular mass. *Cell Biochem Funct*, **12**：281-288, 1994.

40) Yardman-Frank JM, Fisher DE：Skin pigmentation and its control：From ultraviolet radiation to stem cells. *Exp Dermatol*, **30**：560-571, 2021.

41) Bentley NJ, Eisen T, Goding CR：Melanocyte-specific expression of the human tyrosinase promoter：Activation by the microphthalmia gene product and role of the initiator. *Mol Cell Biol*, **14**：7996-8006, 1994.

42) Yoshida M, Takahashi Y, Inoue S：Histamine induces melanogenesis and morphologic changes by protein kinase A activation via H_2 receptors in human normal melanocytes. *J Invest Dermatol*, **114**：334-342, 2000.

43) Starner RJ, McClelland L, Abdel-Malek Z, et al：PGE(2)is a UVR-inducible autocrine factor for human melanocytes that stimulates tyrosinase activation. *Exp Dermatol*, **19**：682-684, 2010.

44) Beaumont KA, Hamilton NA, Moores MT, et al：The recycling endosome protein Rab17 regulates melanocytic filopodia formation and melanosome trafficking. *Traffic*, **12**：627-643, 2011.

45) Murase D, Hachiya A, Takano K, et al：Autophagy has a significant role in determining skin color by regulating melanosome degradation in keratinocytes. *J Invest Dermatol*, **133**：2416-2424, 2013.

46) Mizutani Y, Yamashita M, Hashimoto R, et al：Three-dimensional structure analysis of melanocytes and keratinocytes in senile lentigo. *Microscopy(Oxf)*, **70**：224-231, 2021.

47) Hattori H, Kawashima M, Ichikawa Y, et al：The epidermal stem cell factor is over-expressed in lentigo senilis：implication for the mechanism of hyperpigmentation. *J Invest Dermatol*, **122**：1256-1265, 2004.

48) Kovacs D, Cardinali G, Aspite N, et al：Role of fibroblast-derived growth factors in regulating hyperpigmentation of solar lentigo. *Br J Dermatol*, **163**：1020-1027, 2010.

49) Moscarella E, Brancaccio G, Briatico G, et al：Differential diagnosis and management on seborrheic keratosis in elderly patients. *Clin Cosmet Investig Dermatol*, **14**：395-406, 2021.

50) Siegel JA, Korgavkar K, Weinstock MA, et al：Current perspective on actinic keratosis：a review. *Br J Dermatol*, **177**：350-358, 2017.

51) Morioka S, Matsuoka T, Imagawa I, et al：Pigmentatio petaloides actinica. *Hihu Rinsho*, **17**：85-98, 1975(in Japanese).

52) Osmundsen PE：Pigmented contact dermatitis. *Br J Dermatol*, **83**：296-301, 1970.

53) Uitto J：The role of elastin and collagen in cutaneous aging：intrinsic aging versus photoexposure. *J Drugs Dermatol*, **7**：s12-s16, 2008.

54) Matsunaga K, Suzuki K, Ito A, et al：Rhododendrol-induced leukoderma update Ⅰ：Clinical findings and treatment. *J Dermatol*, **48**：961-968, 2021.

55) Bastiaens M, ter Huurne J, Gruis N, et al：The melanocortin-1-receptor gene is the major freckle gene. *Hum Mol Genet*, **10**：1701-1708, 2001.

56) Lee AY：Recent progress in melasma pathogenesis. *Pigment Cell Melanoma Res*, **28**：648-660, 2015.

57) Kim SK, Kim EH, Kang HY, et al：Comprehensive understanding of idiopathic guttate hypomelanosis：clinical and histopathological correlation. *Int J Dermatol*, **49**：162-166, 2010.

MB Derma, 315：20-25，2021.

◆特集／光による皮膚トラブル—光線過敏症から光老化まで—

光老化の分子機構

森脇真一*

Key words：外因性老化(extrinsic aging)，紫外線(ultraviolet)，内因性老化(intrinsic aging)，光老化(photoaging)，DNA 損傷(DNA damage)，matrix metalloproteinase(MMP)

Abstract　皮膚の老化は誰にでも進行する「内因性老化」と，生活習慣や疾病が関わる「外因性老化」が様々な割合で関与して進行する．前者は遺伝的素因に規定されるため，その進行を制御することはできない．一方，後者における最大の誘因は太陽紫外線であり(光老化)，慢性の紫外線からの適切な防御を行えば，シミ，シワ，たるみ，皮膚腫瘍など光老化皮膚の進行を遅らせることが可能である．

　光老化皮膚の病態は，老化関連遺伝子などの内因性の要因に加え，紫外線曝露後の炎症の反復，各種 matrix metalloproteinase(MMP)活性の亢進，コラーゲン合成能の低下による真皮膠原線維，弾性線維の変性，そして皮膚内に生じた DNA 損傷の蓄積による皮膚内細胞の恒常性の破綻などの要因が複合的に関与して形成される．光老化の表現型はスキンタイプ(個々の紫外線感受性)で異なるが，浴びた紫外線の強さ，紫外線曝露の時間に比例して進行する．

はじめに

　紫外線は皮膚という臓器にとって両刃の剣である(図1)[1]．皮膚は 300 nm 付近の UVB を吸収することでビタミン D の生合成を始めるという重要な役割を担う．近年頻用されているナローバンド UVB を用いた光線療法は尋常性乾癬，尋常性白斑をはじめとする多くの難治性慢性皮膚疾患に有用である．その一方で，過度の紫外線曝露は様々な急性，慢性の皮膚障害を引き起こす．急性皮膚障害では UVB による日光皮膚炎(サンバーン)，その後に生じるサンタン，乾燥が代表的なものである．UVB，UVA による慢性皮膚障害は，光老化とも呼称されるシミ，シワ，たるみ，皮膚良性腫瘍を代表とする皮膚変化である．これらは日本人のなかでも個人差はあるが，加齢とともに徐々に進行し，ひいては日光露光部位での皮膚がん発症リスクを高める．また，UVB 曝露は皮膚細胞において，主として T 細胞や樹状細胞が関与する獲得性免疫を抑制する．

内因性老化と外因性老化

　老化とは，「生体が生命活動を営むためのホメオスターシスが加齢とともに崩壊していくプロセス」であり，原因別に大きく内因性老化(生理的老化)と外因性老化に分けられる(表1)[2]．

　皮膚においても，内因性老化ではその進行が遺伝的素因によりあらかじめ規定されている．すなわち *WRN*，*RTS*，*BLM*，*LMNA*，*SIRT1* など複数の遺伝子(遺伝性早老症の責任遺伝子や長寿関連遺伝子)の産物が加齢に従い，それぞれの遺伝子の多型などにより個人差はあるものの，その機能が徐々に低下していくものであり，進行を抑制することは不可能である．また，テロメアと呼ばれる染色体末端部分の特殊な構造を持つ領域が加齢とともに短縮していくという現象も，老化の内的要因として明らかになっている．紫外線や酸化ストレスに誘発される DNA 損傷の修復能，抗

* Shinichi MORIWAKI，〒569-8686 高槻市大学町 2-7　大阪医科薬科大学医学部皮膚科，教授

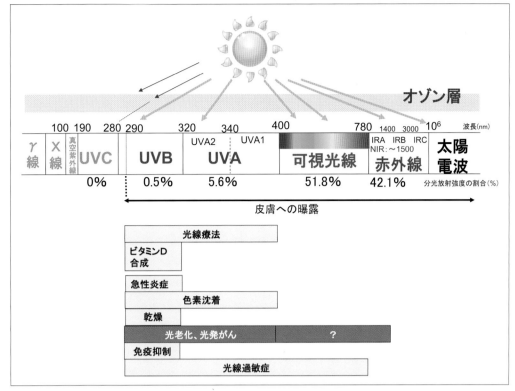

図 1. 太陽の光線スペクトラムと皮膚への作用

表 1. 外因性老化と内因性老化の比較

			外因性老化	内因性老化
原　因			太陽紫外線など	加齢，遺伝的背景
出現時期			思春期以降	50 歳以降
部　位			顔面，手背，項部など露光部皮膚限局	全身皮膚
肉眼所見			細かいシワ，粗いシワ，たるみ，乾燥	細かいシワ，たるみ，乾燥
			色素沈着（色素脱失混在），毛細血管拡張	色素減少
組織学的所見	表　皮	有棘細胞	初期：増殖（不規則），肥厚 ⇒最終像は萎縮，表皮突起消失	菲薄，増殖能低下（均一，極性保持）
			メラニン不均一分布	メラニン均一分布
		角層細胞	不均一，過角化	均一，正角化
		メラノサイト	細胞数増加	細胞数減少
			メラニン産生増加	メラニン産生低下
			形態多様	形態均一
		ランゲルハンス細胞	著明減少	軽度減少
			形態多様	形態均一
	真　皮	基　質	変性，減少	正常
		弾性線維	日光性弾力線維症	減少
		膠原線維	変性	減少
		毛細血管	著明減少，拡張	減少，拡張なし
		線維芽細胞	変形	減少
		炎症細胞	あり	なし

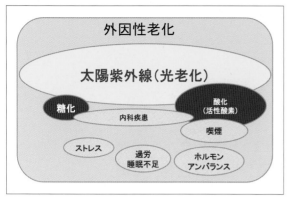

図 2. 外因性老化の要因と光老化

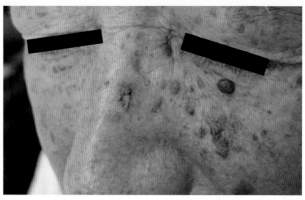

図 3. 光老化皮膚の肉眼的所見

酸化能も加齢により内因性に低下する．これらが複雑に絡み合って，全体としての皮膚老化という表現型が形成されているものと考えられる[3]．皮膚に内因性老化が進めば表皮は薄くなり，角層水分保持能が低下し皮膚の乾燥化が進む．真皮では膠原線維，弾性線維が減少して皮膚の弾力，張力が低下する．また，ヒアルロン酸が減少して皮膚水分量が低下して乾燥化がさらに進む．皮膚への血流も減少する．真皮小血管の脆弱性から紫斑が生じやすくなる．毛髪では毛包の縮小，メラニン合成低下が起こり，軟毛化，薄毛の進行，色調の灰白色化が生じる．

一方，皮膚の外因性老化の進行には紫外線の慢性曝露が大きな要因ではあるが，紫外線以外に喫煙，ストレス，過労，睡眠不足などの生活習慣や合併する内科疾患も影響する（図2）．紫外線という外因の慢性曝露により進行する皮膚障害は光老化と呼ばれ，加齢とともに露光部皮膚に限局して進行し，個々のスキンタイプ（佐藤・川田分類では3型に分類され，紫外線に感受性が高いスキンタイプⅠ＞Ⅱ＞Ⅲの順に光老化が進行しやすい）により若干の差はあるものの，誰にでも起こる変化である．その症状の程度は，「皮膚が浴びた紫外線の強度（$\mu W/cm^2$）×時間」の積算値（mJ/cm^2）が高くなるほど強くなる．日光露光部位（顔面，上胸部，項部，手背）に限局性に皮膚の粗糙化，乾燥，厚さの変化，色素異常（シミ，そばかす），発赤，シワ，弾力低下などを呈し，やがてはその終末像である皮膚腫瘍の発生へとつながっていく（図3）[4]．遺伝的素因やテロメア短縮が関わる内因性

老化に対して，外因性老化は太陽紫外線から皮膚を守り，皮膚を含めた健康な体を維持するようなライフスタイルを心がければ，その進行の制御はある程度可能である．

光老化の病理と病態

外因性老化皮膚と内因性老化皮膚の病理組織学的所見を含めた比較を表1に示した．光老化皮膚では，表皮の肥厚（終末像は表皮突起の減少，表皮萎縮），過角化，メラニン合成が均一に亢進，日光性弾力線維症などが生じる．その一方で，顔面に光老化皮膚を呈しても非露光部皮膚はほぼ健常に保たれる（図4）．

光老化皮膚の病態を図5に示した[5]．紫外線曝露により生じる炎症の繰り返し，紫外線の直接作用によるDNA損傷（シクロブタン型ピリミジンダイマー，6-4光産物），紫外線により生じた活性酸素の間接作用によるDNA損傷（8-オキソグアニンなどの酸化的DNA損傷）の蓄積による表皮細胞，線維芽細胞の恒常性の破綻，表皮ターンオーバーの低下，DNA損傷をきっかけとしたメラニン合成の亢進，転写制御因子として機能するc-fos/c-junの発現誘導を介した様々なmatrix metalloproteinase（MMP）の発現亢進，tissue inhibitor of metalloproteinase（TIMP）発現低下，コラゲナーゼ発現低下，さらには線維芽細胞からのヒアルロン酸の合成抑制がみられる．MMPに関しては，UVB曝露後にはコラゲナーゼであるMMP-1，MMP-13，gelatinaseであるMMP-2，MMP-9，stromelysinsであるMMP-3，MMP-

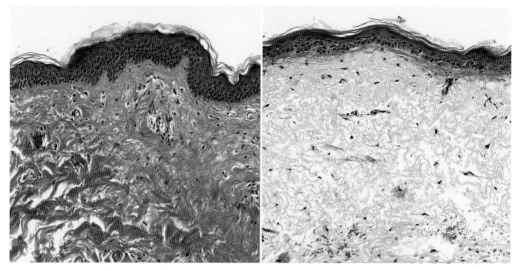

a．露光部皮膚（顔面）　　　　　　　　　b．非露光部皮膚（胸部）
図 4. 同一症例の病理組織学的比較（83 歳，男性）
非露光部皮膚では表皮基底層のメラニン増加や日光性弾性線維症はなく，表皮もほぼ健常に
保たれており，紫外線による外因性老化にみられる変化は生じていない．

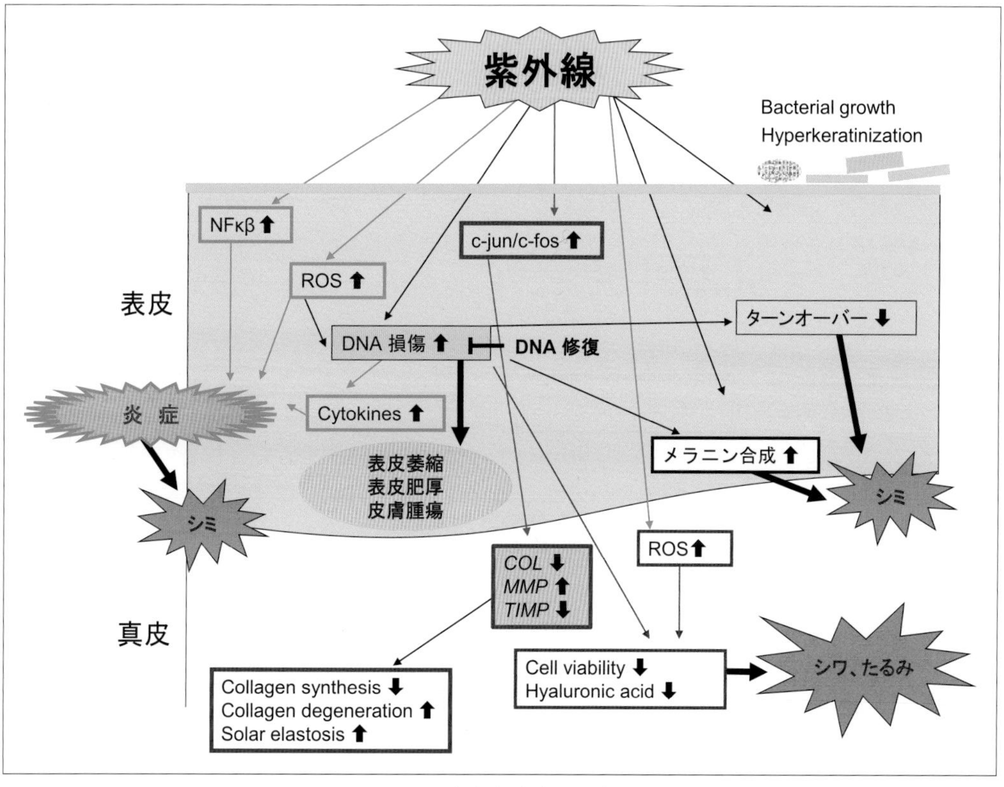

図 5. 光老化皮膚の病態

10，matrilysin である MMP-7 の発現が，また，UVA 曝露後では MMP-1，MMP-13，MMP-2，MMP-9，MMP-3，MMP-10，MMP-7 の発現が亢進し，Ⅰ型，Ⅲ型，Ⅳ型コラーゲンやエラスチンの分解が進行する[6]．繰り返す紫外線曝露によりメラノサイト内の *FGFR3*，*PIK3CA* 遺伝子に突然変異が生じれば，メラニン限局性の合成亢進が生じ，表皮ターンオーバーの低下と相まって日

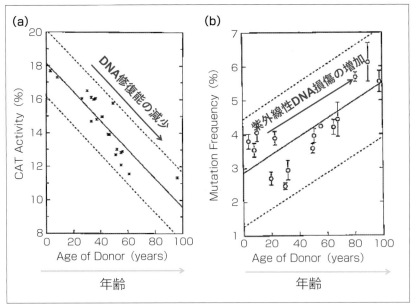

図 6. 加齢による内因性 DNA 修復能の低下（a）とそれに伴う紫外線誘発
突然変異の頻度の上昇（b）
CAT Activity：DNA 修復能

光黒子が生じる[7].

　光老化の分子機構の 1 つとして，シクロブタン型ピリミジン二量体，6-4 光産物という紫外線性 DNA 損傷の修復力（特にヌクレオチド除去修復システム）が加齢とともに内因性に低下することにより，皮膚内に DNA 損傷が蓄積しやすくなることが挙げられる．筆者は CAT（chloramphenicol acetyltransferase；CAT）発現ベクター（pCMV-cat）や大腸菌の tyrosine suppressor tRNA である *supF* 遺伝子を突然変異のマーカーに持つ，シャトルベクター（pSP198）に紫外線（UVC）照射して人工的に DNA 損傷を誘発した後，種々の年齢のヒト初代培養線維芽細胞，あるいはヒトリンパ芽球様細胞に導入し，その損傷修復能や突然変異の頻度を測定するというアッセイ系を用いて検討した．その結果，加齢に伴い，紫外線性 DNA 損傷に対するヌクレオチド除去修復（nucleotide excision repair；NER）の機能が低下し，細胞内で紫外線性 DNA 損傷が蓄積して突然変異の頻度が上昇することを見いだした[8]（図 6）．さらに，NER 経路に関わるどの因子が加齢とともに低下するかを分子レベルで解析した結果，高齢者では NER の後半のステップ（修復合成）で重要な働きを担う

DNA ポリメラーゼ δ/ε，RFC，PCNA の発現が低下していることを明らかにした（図 7）[9]．また，8-オキソグアニンなど酸化的 DNA 損傷に対する修復能（塩基除去修復）も加齢とともに低下という，内因性変化が光老化進行の分子機構の 1 つであることも確認されている[10]．

光老化対策

　光老化は紫外線慢性障害の表現型であるため，その進行抑制には過度の紫外線直接曝露を避ける必要がある．そのため，日常生活における物理的遮光，化学的遮光が極めて重要である．前者は日傘，帽子，外出時の長袖の着用など，後者はサンスクリーン剤の適切な使用である[11]．サンスクリーン剤の選択にあたっては，① 十分な効果，② 効果の持続性，③ 安全性，④ よい使用感，⑤ 機能性のこれらすべてを考慮すべきである．サンスクリーン剤の塗布量が十分でないと，その有用性は減弱する．ドライスキン皮膚に対しては刺激が少なく，洗浄剤で落としやすいものが望ましく，紫外線曝露後の乾燥対策としては，外出から帰宅後のスキンケア（保湿）も重要である．

　近年，「飲む日焼け止め」が人気商品となってい

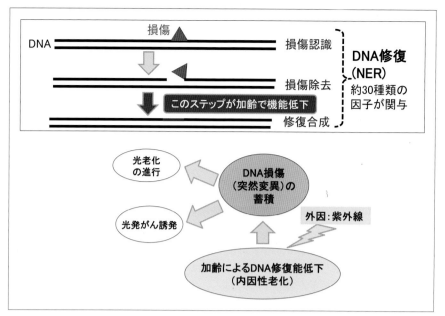

図 7. DNA 修復からみた光老化進行の機序

る．光老化を進行させる一因である活性酸素対策
としては，食事あるいはサプリメントにより十分
な抗酸化物質（ビタミン C，E など）の摂取を日常
から行うことが重要である．近年数多く上市され
た「飲む日焼け止め」にも抗酸化作用を持つサプリ
メント的な側面を持っており，急性のサンバーン
には無効であるが，長期に連用すれば紫外線によ
る慢性皮膚障害の進行抑制には有用である可能性
が示唆されている[12]．

文 献

1) 森脇真一：【光老化】太陽光線について．*Bella Pelle*, **2**：188-191，2017.
2) 森脇真一：皮膚老化～「DNA 修復」からみた考察．*Aesthet Dermatol*, **23**：117-123，2013.
3) Moriwaki S, Takahashi Y：Photoaging and DNA repair. *J Dermatol Sci*, **50**：169-176, 2008.
4) 国定 充，錦織千佳子：紫外線照射による慢性の変化（光老化）：臨床面から．臨床光皮膚科学（錦織千佳子ほか編），南江堂，2021.
5) Moriwaki S：Light-emitting diodes as a new medical tool in aesthetic dermatology. *Photomed Photobiol*, **39**：21-25, 2018.
6) Pittayapruek P, Meephansan J, Prapapan O, et al：Role of Matrix Metalloproteinases in Photoaging and Photocarcinogenesis. *Int J Mol Sci*, **17**：868, 2016.
7) Miller AJ, Tsao H：New insights into pigmentary pathways and skin cancer. *Br J Dermatol*, **162**：22-28, 2010.
8) Moriwaki S, Ray S, Tarone RE, et al：The effect of donor age on the processing of UV-damaged DNA by cultured human cells：reduced DNA repair capacity and increased DNA mutability. *Mutat Res（DNA repair）*, **364**：117-123, 1996.
9) Takahashi Y, Moriwaki S, Sugiyama Y, et al：Decreased Gene Expression Responsible for Post-Ultraviolet DNA Repair Synthesis in Aging：A Possible Mechanism of Age-Related Reduction in DNA Repair Capacity. *J Invest Dermatol*, **124**：435-442, 2005.
10) Cabelof DC, Raffoul JJ, Ge Y, et al：Age-related loss of the DNA repair response following exposure to oxidative stress. *J Gerontol A Biol Sci Med Sci*, **61**：427-434, 2006.
11) 森脇真一：【薬剤性光線過敏症—適切に対応できるチカラを身につける—】屋外における太陽紫外線曝露と防御対策法の効果．薬局，**71**：51-56，2020.
12) Shalka S, Vitale-Villarejo MA, Agelune CM, et al：The benefits of using a compound containing polypodium leucotomos extract for reducing erythema and pigmentation resulting from ultraviolet radiation. *Surg Cosmet Dermatol*, **6**：344-348, 2014.

MB Derma，315：26-34，2021.

◆特集／光による皮膚トラブル―光線過敏症から光老化まで―

近赤外線と皮膚

田中洋平*

Key words：近赤外線（near-infrared），生物学的作用（biological effects），太陽光（sun light），電気製品（electric appliances），光老化（photoaging），抗光老化（anti-photoaging）

Abstract 近赤外線は，可視光線より波長が長く電波より波長が短い電磁波で，波と量子の両方の特質を持つため生体深部にまで到達し，生体に対して様々な生物学的作用を及ぼす．そして，近赤外線は，地表に降り注ぐ太陽光の熱エネルギーの半分以上を占め，太陽以外にも各種熱源，電気製品からも放射されるため，我々は昼夜，屋内外を問わず日々大量の近赤外線に曝露されている．照射する近赤外線の波長域を限定し，照射条件を工夫することにより，美容医療をはじめ様々な分野で有効利用が可能であるが，その一方で太陽光の強い近赤外線に長期的に曝露されると，光線過敏症の増悪，毛細血管拡張症など，様々な光老化を引き起こす可能性がある．紫外線の生物学的作用については多くの医師が熟知しているが，近赤外線の生物学的作用についてはあまり知られていないので，より多くの医師，研究者に関心を持っていただきたい．

はじめに

近赤外線は，可視光線より波長が長く電波より波長が短い電磁波である．紫外線，可視光線に比べて生体深部にまで到達し，その波長域は極めて広く，それぞれの波長域で様々な生物学的作用を引き起こす（図1）[1]~[5]．

さらに，近赤外線は主に太陽，暖炉などの各種熱源，電気製品などの電気の流れているものから放射され，人類は常に大量に曝露されている．

実際に人類が地表で曝露されている太陽光のなかで，紫外線に関する研究は精力的になされてきた．その一方で近赤外線については，地表に降り注ぐ太陽光の熱エネルギーの半分以上を占め，人類が昼夜，屋内外を問わず大量に曝露されているにもかかわらず，その生物学的作用についての研究は，可視光線とともにまだまだ始まったばかり

で一般的には知られていないので，今後さらなる調査が必要と考える．

さらに，国内でもようやく光老化や近赤外線に対する関心が高まってきたので，医師が意見やアドバイスを求められることも増えてきている．

本稿では，皮膚に対する近赤外線の生物学的作用について概説する．

近赤外線とは

1．赤外線の分類

赤外線の分類は，IRA（760～1,400 nm），IRB（1,400～3,000 nm），IRC（3,000 nm～1 mm）と分類するものと，near-IR（近赤外線；760～3,000 nm），middle-IR（3,000～30,000 nm），far-IR（30,000 nm～1 mm）と分類するものなどがある．本稿では近赤外線（760～3,000 nm）について解説する．

近赤外線は，波長域による分類は分野により差異があり，統一されていないが，可視光線より波長が長く，電波より波長が短い，およそ波長

＊ Yohei TANAKA，〒390-0874 松本市大手3-4-3 M-1 ビル 1F　クリニカタナカ形成外科・アンティエイジングセンター，院長

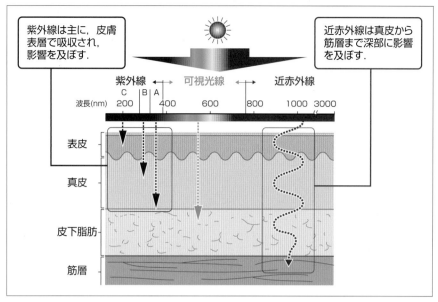

図 1. 太陽光の深達度（文献 3，18 より改変引用）

760〜3,000 nm の電磁波である．工学，光学，農学領域で多用され，精力的に研究，実用化されている．波と量子の両方の特質を持つため，生体深部にまで到達し，生体に対して様々な生物学的作用を及ぼす[5)6)]．

2．遠赤外線との違い

遠赤外線の波長は，近赤外線とともに紫外線，可視光線よりも長いことから，物理的に生体深部にまで到達すると誤解されることがあるが，近赤外線が生体深部にまで到達するのに対して，遠赤外線は生体表面で吸収され，生体深部には到達しない．

遠赤外線ストーブで身体の芯から温まるようなイメージを謳う製品や，遠赤外線がまるで生体深部まで到達するような表現も散見されるが，実際は生体の皮膚表面で吸収され，温められた血液が循環して，芯から温まったような気にさせられているだけで，生体深部には到達しない．

3．近赤外線の発生源

近赤外線は，太陽，白熱球，暖炉などの熱源，各種電気製品から放射され，昼夜，屋内外を問わず日々大量に曝露されている非常に身近な電磁波である．被曝量は一般に太陽光からが最も多く，その他，暖炉やこたつなどが考えられるが，モニター，携帯電話などの電子機器からも放射される

ので，長期的な影響も調査されるべきである[5)]．

a）太陽光の近赤外線

人類が地表で実際に曝露されている太陽光の近赤外線は，760〜2,500 nm の波長域である．太陽光の近赤外線のうち，1,400 nm 付近，1,900 nm 付近，2,500 nm 以上の波長域の近赤外線は，大気圏の水蒸気に吸収されて地表には届かない[7)8)]．また，2,000 nm 以上の波長域の近赤外線の熱量は相対的に多くないため，760〜1,800 nm の波長域が，地表で実際に曝露されている太陽光の近赤外線の大半を占める（図 2）[1)4)]．

太陽光のなかで生体に対してマイナスの作用を起こし得るものは，真っ先に紫外線が挙げられ，その生体に対する生物学的作用の研究は精力的になされてきた．しかしながら，太陽光に含まれる紫外線は太陽光の熱エネルギーのわずか 10% 以下である．紫外線以外の光線の，太陽光の熱エネルギーに占める比率は，可視光線が約 40%，近赤外線が約 50% で[9)]，近赤外線が大きな構成要素であるにもかかわらず，これらの生物学的作用は十分に解明されていない．

b）電気製品からの近赤外線

近赤外線は，電気製品，通信などの分野において大変重要な役割を果たし，波長域が広いうえに制御が簡便で，光源が安価で扱いやすく，極めて

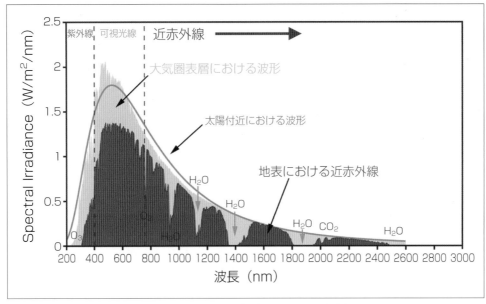

図 2. 太陽光の波形（文献 1 より引用改変）

透過性が高いことから，工業，農業，医療など幅広く利用され，現代社会は近赤外線を利用した技術，製品が広く普及している．

医学領域における近赤外線の研究

1. *in vitro* における近赤外線の研究（図 3）

in vitro における近赤外線の研究では，従来から熱源として幅広い近赤外線の波長域を放射する白熱球やランプが利用されてきた[2)~5)10)]．900 nm 付近，1,100 nm 付近，1,400 nm 付近，1,900 nm 付近, 2,500 nm 以上の波長域の近赤外線は水に吸収されやすいため，熱源からの照射により試験管やシャーレ内の培養液の温度が上昇し，研究対象の細胞が死滅してしまうか，培養液表層で近赤外線が吸収されてしまい，底面に沈んでいる対象の細胞に近赤外線が十分に届いていなかった．そのため従来の研究では，多くの場合，近赤外線の強い生物学的作用を見いだせなかった[2)~5)]．

2. *in vivo* における近赤外線の研究（図 4）

また, *in vivo* における実験では，近赤外線が水とヘモグロビンに吸収されやすいことから，皮膚表層の汗や，真皮浅層の血液に吸収され，皮膚の深層や皮下組織に十分に近赤外線を到達させることができなかった[2)~5)11)~13)]．そして多くの場合，皮膚表層の汗や水分に近赤外線が吸収され，照射

表面の温度が上昇して痛みが強くなり，十分な出力では照射できなかった[2)~5)14)]．この痛みへの対応として表面を麻酔して照射しても，紅斑や水疱を生じてしまい，やはり皮膚の深層や皮下組織に近赤外線を到達させることができなかった．

このため，*in vitro* における基礎的な研究と同様に生体における研究においても，コラーゲンの産生を促進するなど生体真皮浅層における温熱作用は報告されてきたが，近赤外線の生体深部組織に対する様々な生物学的作用を見いだせなかった[2)~5)]．

3. 筆者の近赤外線の研究（図 5）

前述の通り，白熱球やランプの近赤外線は，水に特に吸収されやすい1,400 nm 付近と1,800 nm 以上の波長域が含まれるため，表層で近赤外線が吸収されてしまい，*in vitro* における近赤外線の研究では底面に沈んでいる対象の細胞に，*in vivo* における実験では皮膚の深層や皮下組織に，近赤外線を十分に到達させることができなかった．

人類が地表で実際に曝露されている太陽光の波形は，従来の近赤外線の研究に用いられている幅広い近赤外線の波長域を放射する白熱球，ランプの波形，そして太陽の表面での波形とは異なる[1)~5)]（図 2）．

近赤外線は水に吸収されやすいため，太陽から

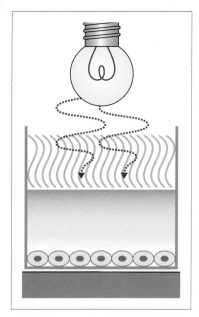

図 3. *in vitro* における近赤外線
の研究

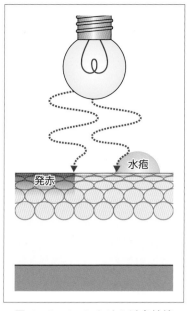

図 4. *in vivo* における近赤外線
の研究

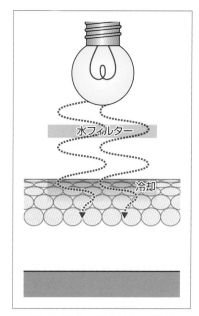

図 5. 筆者の近赤外線の研究

放射される近赤外線は，大気中の水や水蒸気に特に吸収されやすい波長域（900 nm 付近，1,100 nm 付近，1,400 nm 付近，1,900 nm 付近，2,500 nm 以上の波長域）が吸収されてフィルタリングされた残りが地表に降り注いでいるので，近赤外線の生物学的作用を調査する際は，人類が地表で実際に曝露されている太陽光の波形に近い近赤外線を放射する光源での調査も必要であると考えた．

そこで筆者は，1,000〜1,400 nm と 1,600〜1,800 nm にピークを持つ地表に降り注ぐ太陽光に近い近赤外線を，照射対象の表面で吸収されないように表面を冷却しながら照射できる装置で実験することにより，深層まで近赤外線を到達させ，近赤外線の様々な生物学的作用を発見することができた[1)〜6)15)〜28)]（図5）．現在，複数の光学フィルターを用いて照射される近赤外線波長域をさらに限定して，それぞれの波長域の生物学的作用の調査を行っている．

近赤外線の生物学的作用

1．近赤外線のクロモフォア

近赤外線は，暖炉の炭の赤い熱線のようなイメージで，熱により生体に作用しているとする論文が多いが，筆者は対象物深部に浸透する電子レンジの microwave（電磁波）のような作用も持ち合わせ，生体では表面を冷却して照射すると深部組織まで到達し，非常に大きな作用を及ぼすことができると考えている．

生命の進化の過程を近赤外線防御の観点からみてみると興味深い．原子生命体は海水中で発生したとされているが，水中にいる間は太陽光からの防御機能を身に纏う必要がなかった．生命体が陸上に上がって初めて，重力，乾燥，器械的刺激，太陽光から効率よく生体を守ることが必要になった．

植物はセルロース，昆虫はキチン，哺乳類はケラチンに代表される成分を体表面に備えているが，それぞれの生命体で最も生物学的に安価で効率のよい成分を獲得した種が存続できて繁栄したと考えている．

哺乳類では，生体が太陽光の広い波長域の近赤外線に曝露されると，まず皮膚表面の毛髪のケラチンに吸収される．羊など全身を長い毛に覆われた哺乳類が日向で長時間強い太陽光に曝露されても体温が上昇しないのは，全身の体毛に大量に含まれるケラチンで太陽光を吸収遮断し，体内に過度に届くのを防止しているからである．次に角質のケラチンに吸収されるが，それでも防御しきれ

ない曝露の場合は，近赤外線は水やヘモグロビンにも吸収されるため，血管を拡張させて，水とヘモグロビンを皮膚表層に集積して吸収する．種によっては発汗により皮膚の水分量を増加させ吸収する．さらに過度の近赤外線曝露では，水疱を生じてその層で近赤外線を吸収し，深部組織を防御する[16]．

そして，さらなる曝露に備えて生体内ではⅠ型，Ⅲ型コラーゲン，エラスチンなどの保水蛋白の産生が促進されるため，光学的に波長を限定し照射条件を制御することにより，美容皮膚科領域での皮膚の若返りに利用できると考えられている[15)16)20)24]．

また，近赤外線はミオグロビンにも吸収されやすいため，日常的に太陽光の強い近赤外線に曝露されると，皮膚や皮下組織の薄い部位では皮下の筋肉が菲薄化する[18]．その一方で，表面を強く冷却するなど照射条件を制御することにより，筋肉の過剰な収縮を緩和でき，シワの改善などの有効利用も可能である[20]．

さらに，光学的に波長を限定し照射条件を制御された近赤外線照射は，核内の近赤外線防御機構でもあるラミン構造が一時的に消失している有糸分裂中の細胞においてDNAの二重らせん構造を粉砕するため，増殖中のがん細胞をアポトーシスさせ，がん治療の一助になる可能性がある[1)23]．その一方で，このように分化した増殖中の細胞をアポトーシスさせるため，より上流の幹細胞は活性化させると考えている[1)21]．

従来から近赤外線は，水，ヘモグロビン，ミオグロビンに特に吸収されるとされている．筆者の近赤外線曝露による実験結果も合わせると，水，ヘモグロビン，ミオグロビン，ケラチン，コラーゲン，エラスチンなど保水蛋白，ラミン，DNAに共通する構造が近赤外線を吸収するクロモフォアと考えられ，これらに共通する構造は，水素結合，αヘリックスであると考えるが[1)5]，今後さらなる検証が必要である．

2．近赤外線の「功」の生物学的作用

近赤外線といっても波長域があまりにも広く，それぞれの波長域での作用は様々である．

今後の研究は，近赤外線の中でもこの波長域は特にこのような生物学的作用があるというように，波長域をより限定して進めなければならないと考えている．

近赤外線は生体内の水素結合を共振させることで様々な現象を引き起こし，深達度は通過する成分特性，波長と表面の温度により変化し，調節も可能である．

a）コラーゲンの再合成促進作用

近赤外線の有効利用で代表的なものとして，シワ，たるみの改善効果が挙げられる．これは，真皮を加熱することで皮膚を即時に引き締めることができ，コラーゲンの再合成を高めるためとされている[15)16)20)24]．

そして，近赤外線照射による皮膚の収縮とコラーゲンの再合成促進作用により，ハリのある外見に若返らせることが，ある程度可能であるとされている．

筆者の組織学的実験では，近赤外線照射後はコラーゲン産生が促進され，Ⅰ型，Ⅲ型コラーゲンがともに，組織標本の染色性が高まり合成の亢進が示唆された．そして，創傷治癒過程の成熟期に達して，Ⅲ型コラーゲンは非照射対照群と同様，低いコラーゲン密度に戻るのに対して，Ⅰ型コラーゲンの密度は高い状態を維持できる[15)16]．この結果からも，近赤外線照射後のコラーゲンの増加は長期にわたって維持されるが，瘢痕のようなⅢ型コラーゲンや膨化したコラーゲン束の増生ではなく，より繊細な線維束により構成され，より長期に若返り効果を維持できると考えている[17]．

さらに，筆者のヒト上皮細胞の三次元モデルを用いたin vitroの実験では，Ⅰ型コラーゲンの産生の際に初期に発現するとされているLARP6とCOL1A1の遺伝子発現の有意なupregulationを認め，近赤外線照射後のⅠ型コラーゲンの産生促進を遺伝子発現レベルで証明できたと考えている[28]．

b）エラスチンの産生促進作用

エラスチン（弾性線維）は，肌の弾性を維持し，水分を保持するために重要な線維である．筆者自身の非露出部，患者の露出部の組織を用いた組織学的実験では，近赤外線照射によりⅠ型，Ⅲ型コラーゲンだけでなく，ソーラーエラストーシスとは組織像が明らかに異なる，繊細で細やかなエラスチンの産生が促進されるため，美容皮膚科領域での皮膚の若返りに利用できると考えられる[1)5)16)]．

c）筋肉の過剰収縮緩和作用

近赤外線はミオグロビンにも吸収されるため，日常的に太陽光の強い近赤外線に曝露されると皮下の筋肉が菲薄化する[18)19)]．

近赤外線によるシワ・たるみ取りのメカニズムは，皮膚の即時的引き締め効果とコラーゲンの再合成促進効果のためとされているが，筆者はさらに，シワが取れる要因として筋肉の過剰な収縮の緩和作用もあると考え，皮下脂肪組織が少ない部位や表面を冷やして照射した場合，近赤外線が筋層に達して，筋肉がアポトーシスして過剰な収縮を緩和でき，シワになりにくくすることが可能であることを報告した[18)19)]．

メカニズムの詳細はこれから明らかにすべきであるが，近赤外線照射により筋肉の過剰な収縮を緩和でき，照射条件によっては緩和だけでなく筋肉痛の軽減，筋体の菲薄化も可能で，さらなる調査が期待される．

d）癌検索，癌増殖抑制作用

近赤外分光法の臨床応用で，癌組織と正常組織の近赤外スペクトルの違いから癌検索に有用とされている．治療においてはエネルギー密度の高い1,000 nm付近の近赤外線レーザーで癌組織を焼灼する方法がある．癌組織を素早く減量できるが，正常組織に対しても影響が大きく，癌組織に選択的に作用するわけではないこと，直接癌組織に作用させられる環境下でのみの使用など制約が多い．

また，近赤外線吸収物質を癌に対する抗体につけて，癌だけを加熱して治療する方法も報告されているが，筆者の報告している癌増殖抑制方法は，これらの焼灼とも加熱する温熱療法とも異なり，これらの方法に比べて近赤外線の波長が長いので，正常組織に対する傷害を最小限にして，癌種を問わず，癌組織に特異的に作用できる．この近赤外線照射は，増殖中の癌細胞をアポトーシスさせ，癌治療の一助になる可能性があることを報告してきた[1)23)]．

癌増殖抑制作用のメカニズムの詳細はこれから明らかにすべきであるが，これまでの知見から，核内の近赤外線防御機構でもあるラミン構造が一時的に消失している有糸分裂中の細胞において，ある波長域の近赤外線はDNAの二重らせん構造を粉砕するため，増殖中の癌細胞をアポトーシスさせると考えている[1)23)]．

e）幹細胞活性化作用

近赤外線は分化した増殖中の細胞をアポトーシスさせるため，より上流の幹細胞は活性化させると考えられる[1)]．筆者の組織学的実験では，近赤外線照射後は筋膜上の脂肪幹細胞，骨梁内側の幹細胞が活性化されている組織像を認めた[1)21)]．

f）その他の「功」の生物学的作用

近赤外線は生物学的作用が強く，疼痛緩和，創傷治癒促進効果，骨再合成促進や，UVBによる損傷の修復促進作用など数多くの有効利用についての報告がある．波長域や照射条件を工夫すれば，他の光線や治療法では対応が難しい疾患や領域に対しても，有効利用が可能になると期待される．

近赤外線は波長域が極めて広く，それぞれの波長域での作用が様々で，しかも光フィルターやLEDにより特定の波長域だけを照射する光源を簡単に確保できるため，さらなる調査と開発，技術革新が期待される．

3．近赤外線の「罪」の生物学的作用

近赤外線の光老化促進作用などについて，シワ増強，MMP-1誘導などが報告されているが[29)30)]，照射条件も波長域も多様なので，地表で実際に曝露されている太陽光を模倣した近赤外線，照射条件や波長域をより限定した近赤外線を使用した調

査，研究結果が待たれる.

a）長期にわたる血管拡張作用

強い太陽光に長時間曝露されると皮膚が赤くなるが，この場合，熱で温まって一時的に赤くなるのと異なり長期間持続する．この近赤外線曝露で血管が拡張するのは，ただ単に熱で血管が拡張するのではなく，血管平滑筋がアポトーシスして，血管が収縮できずに，長期間拡張するためである[22]．筆者らは，近赤外線は光線過敏症の増悪，第1度酒皶，毛細血管拡張症の原因の1つであると考えている[1)3)]．

b）筋肉の菲薄化

適度に近赤外線を照射した場合，前述のように，対象の筋肉の過剰な収縮を緩和することも可能であるが，日常的に太陽光の強い近赤外線に曝露されると，皮下脂肪組織が少ない部位は皮下の筋肉が菲薄化し，皮下組織の緊張を維持できずに，たるみの原因となる[1)25)]．

c）深部組織に対する作用

近赤外線に曝露されることのない皮膚の薄いラットでの結果であるが，近赤外線照射により長期にわたって骨髄細胞が減少し，深部組織にまで影響を与えることを筆者は報告した[21]．

近赤外線に対する防御機能に，紫外線におけるスキンタイプのような防御能の違いがヒトに存在するとすれば，その防御機能の弱いヒトが，無防備で日常的に太陽光の強い近赤外線に曝露されると，発赤・発汗・水疱・血管拡張・光老化を引き起こし，深部組織に対してもダメージを与える可能性があり，これらの影響が長期にわたって持続するため，今後さらなる実験と検証が必要である．

筆者は紫外線防御だけでなく，太陽光の近赤外線防御の日焼け止め，メガネ，サングラス，帽子，服などで，光老化予防をする必要があると考える[25)~27)]．

太陽光の近赤外線の光老化作用

紫外線防御は皮膚がんの予防，シミ，シワなど浅層の光老化予防に有効ではあるが，以前より海外の光老化に対する意識の高い研究者の間では，紫外線防御だけでは光老化予防できないと考えられていた．

今も多くの人が紫外線防御に，各メーカーが製品開発に勤しんでいるが，紫外線防御だけでは光老化を十分に予防できていないことは，ひとたび外に出て，人類の外見を観察すれば自明である．

一般に紫外線には，日中に太陽光の下だけで曝露され，その熱エネルギーに占める割合はごく一部である．対して近赤外線は，地表で曝露される太陽の熱エネルギーの半分以上を占め，暖炉などの各種熱源，電気製品などの電気の流れているものから放射され，人類は昼夜，屋内外を問わず常に曝露されていることを今一度思い起こしていただきたい．

今後，さらなる実験と検証が必要であることは承知しているが，これまでの研究から，紫外線だけでなく強い太陽光から防御することで，初めて光老化を抑制することが可能になると考える．

光老化予防法

多くの皮膚科医は日焼け止めを使用するように勧めるが，一般の日焼け止めは紫外線遮断が目的であり光老化予防は十分でないこと，またどのように使用するのかも意識すべきである．

市販されている日焼け止めは，しっかりと厚みをもって使用された場合，紫外線は遮断する．しかし，可視光線，近赤外線は透過してしまうので，紫外線による作用を低減するだけである．

また，近赤外線も遮断すると謳っている日焼け止めの多くは，極めて広い近赤外線の波長域のごく一部を少し遮断するだけで，光老化予防は十分ではない．

メガネ，サングラスも紫外線は透過しないと謳っているが，近赤外線は透過してしまうため，目の光老化の原因となっている[24)26)]．

各業界，メーカーは程度の差はあるものの，近赤外線防御も可能な光老化予防製品の準備はできているが，紫外線防御だけで十分に売れること，

近赤外線防御も付加するとコストがかかり，まだ採算が合う見込みがないためか，残念ながら普及していない．

消費者のニーズが高まれば販売開始できると思われるので，人類の組織損傷予防のため，1日も早く消費者に近赤外線防御も含めた光老化予防を認知していただきたい．

おわりに

このように近赤外線は，紫外線や放射線と同様に功罪の両側面を持ち合わせ，様々な生物学的作用を引き起こすことが分かってきた．

光学的に波長を限定し照射条件を制御することにより，生体深層まで到達させて生物学的作用を及ぼすことが可能であるため，若返り治療，創傷治癒，癌治療など様々な分野での活用が期待できる．前述の通り，近赤外線は波長域が極めて広く，それぞれの波長域で作用が様々で，しかも光フィルターやLEDにより特定の波長域だけを照射する光源を簡単に確保できるため，さらなる調査と開発，技術革新が期待される．

その一方で，脱毛やピーリングなどで体表面を保護するケラチンなど防御機構を除去したような近赤外線防御が不十分な状態で，日常的に太陽光の強い近赤外線に長期間曝露されると光老化するため，光老化予防法についてもさらなる調査と開発，技術革新が必要である．

利益相反はない．

文　献

1) Tanaka Y, Matsuo K：Non-thermal Effects of Near-Infrared Irradiation on Melanoma. Breakthroughs in Melanoma Research(Tanaka Y ed), InTech, pp. 597-628, 2011.
2) Tanaka Y：The impact of near-infrared radiation in dermatology. Review. *World J Dermatol*, **1**(3)：30-37, 2012.
3) 田中洋平，川島　眞：近赤外線の生物学的作用. *Aesthet Dermatol*, **22**：100-109, 2012.
4) Tanaka Y, Tsunemi Y, Kawashima M, et al：The impact of near-infrared in plastic surgery. *Plast Surg*, **2013**：1-13, 2013.
5) Tanaka Y, Gale L：Beneficial applications and deleterious effects of near-infrared from biological and medical perspectives. *Opt Photonics J*, **3**(4A)：31-39, 2013.
6) Calderhead RG, Tanaka Y：Photobiological basics and clinical indications of phototherapy for skin rejuvenation. Photomedicine：Advances in clinical practice(Tanaka Y ed), InTech, pp. 215-252, 2017.
7) Gates DM：Spectral distribution of solar radiation at the earth's surface. *Science*, **151**：523-529, 1966.
8) Anderson RR, Parrish JA：The optics of human skin. *J Invest Dermatol*, **77**：13-19, 1981.
9) Kochevar IE, Pathak MA, Parrish JA：Photophysics, photochemistry and photobiology. Fitzpatrick's Dermatology in General Medicine(Freedberg IM, et al eds), McGraw-Hill, New York, pp. 220-229, 1999.
10) Frank S, Oliver L, Lebreton C, et al：Infrared radiation affects the mitochondrial pathway of apoptosis in human fibroblasts. *J Invest Dermatol*, **123**：823-831, 2004.
11) Kligman LH：Intensification of ultraviolet-induced dermal damage by infrared radiation. *Arch Dermatol Res*, **272**：229-238, 1982.
12) Danno K, Mori N, Toda K, et al：Near-infrared irradiation stimulates cutaneous wound repair：laboratory experiments on possible mechanisms. *Photodermatol Photoimmunol Photomed*, **17**：261-265, 2001.
13) Kim HH, Lee MJ, Lee SR, et al：Augmentation of UV-induced skin wrinkling by infrared irradiation in hairless mice. *Mech Aging Dev*, **126**：1170-1177, 2005.
14) Kelleher DK, Thews O, Rzeznik J, et al：Hot topic. Water-filtered infrared-A radiation：a novel technique for localized hyperthermia in combination with bacteriochlorophyll-based photodynamic therapy. *Int J Hyperthermia*, **15**：467-474, 1999.
15) Tanaka Y, Matsuo K, Yuzuriha S, et al：Differential long-term stimulation of type I versus

type Ⅲ collagen after infrared irradiation. *Dermatol Surg*, **35** : 1099-1104, 2009.

16) Tanaka Y, Matsuo K, Yuzuriha S : Long-term evaluation of collagen and elastin following infrared (1100 to 1800 nm) irradiation. *J Drugs in Dermatol*, **8** : 708-712, 2009.

17) Tanaka Y, Matsuo K, Yuzuriha S : Long-term histological comparison between near-infrared irradiated skin and scar tissues. *Clin Cosmet Investig Dermatol*, **3** : 143-149, 2010.

18) Tanaka Y, Matsuo K, Yuzuriha S : Long-lasting muscle thinning induced by infrared irradiation specialized with wavelengths and contact cooling : A preliminary report. *ePlasty*, **10** : e40. 327-335, 2010.

19) Tanaka Y, Matsuo K, Yuzuriha S : Long-lasting relaxation of corrugator supercilii muscle contraction induced by infrared irradiation. *ePlasty*, **11** : e6. 42-49, 2011.

20) Tanaka Y, Matsuo K, Yuzuriha S : Objective assessment of skin rejuvenation using near-infrared 1064-nm Neodymium : YAG laser in Asians. *Clin Cosmet Investig Dermatol*, **4** : 123-130, 2011.

21) Tanaka Y, Matsuo K, Yuzuriha S : Near-infrared irradiation non-thermally affects subcutaneous adipocytes and bone. *ePlasty*, **11** : e12. 97-105, 2011.

22) Tanaka Y, Matsuo K, Yuzuriha S : Near-infrared irradiation non-thermally induces long-lasting vasodilation by causing apoptosis of vascular smooth muscle cells. *ePlasty*, **11** : e22. 203-211, 2011.

23) Tanaka Y, Tatewaki N, Nishida H, et al : Non-thermal DNA damage of cancer cells using near-infrared irradiation. *Cancer Science*, **103** (8) : 1467-1473, 2012.

24) Tanaka Y, Tsunemi Y, Kawashima M, et al : Objective assessment of skin tightening using water-filtered near-infrared (1000-1800 nm) device with a contact cooling and freezer stored gel. *Clin Cosmet Investig Dermatol*, **6** : 167-176, 2013.

25) Tanaka Y, Gale L : Protection from near-infrared to prevent skin damage. *Opt Photonics J*, **5** : 113-118, 2015.

26) Tanaka Y, Motomura H, Jinno M : Biological defences against ultra-violet, visible light, and near-infrared exposure. *Opt Photonics J*, **6** : 8-14, 2016.

27) Tanaka Y, Nakayama J : Up-regulated epidermal growth factor receptor expression following near-infrared irradiation simulating solar radiation in a 3-dimensional reconstructed human corneal epithelial tissue culture model. *Clin Interv Aging*, **11** : 1027-1033, 2016.

28) Tanaka Y, Nakayama J : Up-regulated expression of La ribonucleoprotein domain family member 6 and collagen type Ⅰ gene following water-filtered broad-spectrum near-infrared irradiation in a 3-dimensional human epidermal tissue culture model as revealed by microarray analysis. *Australas J Dermatol*, **59**(2) : e87-e92, 2018.

29) Krutmann J, Morita A, Chung JH : Sun exposure : what molecular photodermatology tells us about its good and bad sides, *J Invest Dermatol*, **132** : 976-984, 2012.

30) Schroeder P, Lademann J, Darvin ME, et al : Infared radiation-induced matrix metalloproteinase in human skin : Implications for protection. *J Invest Dermatol*, **128** : 2491-2497, 2008.

MB Derma，315：35-42，2021.

◆特集／光による皮膚トラブル—光線過敏症から光老化まで—

サプリメント，健康食品による光線過敏症

中島有香*1　金田一真*2　森脇真一*3

Key words：健康食品（healthy food），サプリメント（supplement），内服照射試験（photo-drug test），ビタミン B_6（vitamin B_6），薬剤性光線過敏症（drug-induced photosensitivity）

Abstract　外因性の化学物質を使用している際に，光曝露によって露光部に限局して皮疹を生じたものを外因性光線過敏症といい，そのうち内服薬や注射薬など，全身投与された物質が原因の場合を薬剤性光線過敏症という．薬剤性光線過敏症を引き起こす代表的な薬剤としてニューキノロン系抗菌薬，ピロキシカム，アンピロキシカム，ヒドロクロロチアジド，ボリコナゾールなどが挙げられる．一方で，稀ではあるがサプリメント，健康食品による外因性光線過敏症も報告されている．それらのうち代表的なのはビタミン B_6 による光線過敏症であり，本邦ではこれまで 8 例報告されている．今回，我々は健康食品（豆乳と青汁）により光線過敏症を発症し，ビタミン B_6 製剤内服による内服照射試験により診断に至った症例を経験した．光線過敏症を疑った際は，薬剤歴のみならず，サプリメントや健康食品の摂取についても詳細な問診にて確認すべきであると考えられる．

はじめに

　昨今の健康志向の広がりによって，よりよい健康的な生活を送るためにウォーキングやジョギング，ジムトレーニングといった欧米型の運動やサプリメント，健康食品の摂取が一般的となってきている．また，最近ではインターネットの普及により，店頭（薬局，コンビニエンスストアなど）だけではなく，オンラインショップや個人輸入での購入ができるようになり，様々なサプリメントや健康食品を摂取することができる時代となった．最近の調査によれば，日本ではサプリメントもしくは健康食品を 3 割の人が毎日摂取しており，過去の利用歴を含めると約 8 割の人に利用歴がみられた．また，それに伴いサプリメント，健康食品の摂取による健康被害も多数報告されている．そ

のなかでサプリメント，健康食品による皮膚障害は薬疹と同様に多彩な発疹（湿疹型，播種状紅斑丘疹型，多形紅斑型，固定疹，扁平苔癬型，光線過敏型など）を呈する．我々皮膚科医は患者の投薬状況だけでなく，患者の日常生活（嗜好品）やサプリメント，健康食品の摂取状況も知っておく必要があると考える．今回我々は，健康食品（豆乳と青汁）の摂取が原因と考えられたビタミン B_6 による外因性光線過敏症の 1 例を経験した．本稿では同症例を供覧し，ビタミン B_6 を含むビタミン製剤をはじめ，その他サプリメント，健康食品による外因性光線過敏症についてまとめた．

サプリメント，健康食品

　サプリメント，健康食品という用語は広く使用されているが，本邦では行政的な定義はなく，一般的にサプリメントは「特定成分が濃縮された錠剤やカプセル形態の製品」，健康食品は「健康の保持増進に資する食品全般」と大まかな意味で認知されている．一方で，サプリメント，健康食品の

*1　Yuka NAKAJIMA，〒569-8686 高槻市大学町
　　2-7　大阪医科薬科大学医学部皮膚科
*2　Kazuma KANEDA，同，講師
*3　Shinichi MORIWAKI，同，教授

利用者は拡大してきており，最近の調査では約3割の人が毎日利用し，過去を含めると約8割の人に利用経験があった．利用目的には健康の維持，栄養成分の補給，疲労回復，ダイエットなどの健康保持や美容目的が75％程度と大半を占め，約10％は病気の予防や治療目的に使用されていた[1]．

サプリメント，健康食品による健康被害

サプリメント，健康食品には，前述の通り厳密な定義や規定がないため，様々な製品が販売されている．これまで健康食品，サプリメントの利用者は店頭やテレビや新聞等の広告などから入手することが多かったが，インターネットの普及により，最近ではオンラインショップや海外からの個人輸入により入手する利用者も増えてきている．利用者が健康食品，サプリメントを病気の予防や治療目的に使用している場合，その製品が医薬品に該当する成分や，なかには有害物質を含んでいることがある．サプリメントや健康食品は，その入手のしやすさと，処方薬剤ではないので摂取しても安全という思い込みなどから，利用者は入手した製品の成分などの詳細な情報が不正確なままの摂取や，摂取歴の聴取時に申告がされないことも少なくなく，健康被害が発生する可能性が高くなるため注意が必要である．実際に，サプリメント，健康食品中の有害物質の混入は，少量の摂取では問題ないこともあるが，過剰摂取などの不適切な利用の際に健康被害が生じたという報告がいくつかみられる．その他にも，利用者にとってのアレルギー物質の含有，利用者の基礎疾患のため投薬中の薬剤や，その他の摂取した健康食品との相互作用による健康被害も発生している[1]．健康被害の具体的な症状は，嘔吐，下痢，便秘，食思不振などの消化器症状をはじめ，皮膚障害，動悸，頭痛，不眠，腎機能障害，肝機能障害など多岐にわたる．

サプリメント，健康食品による皮膚障害

サプリメント，健康食品については近年の健康志向から様々な製品が販売されており，稀ではあるものの，それらによる皮膚障害も報告されるようになってきた．本邦におけるサプリメント，健康食品による皮膚障害を検索すると，植物由来（ウコン，ギムネマ茶，黒酢，イチョウ葉エキス，プロポリス，アガリクス，ミドリムシ，スピルリナ，クロレラ）の製品やビタミン剤（β-カロテン，ビタミンA，ビタミンB群）による報告が多数みられた．皮膚障害の発疹型は柑皮症，湿疹型，固定疹，扁平苔癬型，播種状紅斑丘疹型，多形紅斑型，紅皮症，Stevens-Johnson症候群，薬剤性過敏症症候群と，軽症から重症例まで報告されている．

サプリメント，健康食品による光線過敏症

光線過敏症のうち外因性光線過敏症は，外因性の化学物質を使用している際に，光曝露によって露光部に限局して皮疹を生じたものを指す．そのなかで，内服薬や注射薬など全身投与された物質が原因の場合を薬剤性光線過敏症という[2]．薬剤性光線過敏症を引き起こす代表的な薬剤として，ニューキノロン系抗菌薬，ピロキシカム，アンピロキシカム，ヒドロクロロチアジド，ボリコナゾールなどが挙げられる[2]．一方で，稀ではあるがサプリメント，健康食品が外因となる光線過敏症も報告されている．それらのうち最も代表的なのはビタミンB_6による光線過敏症である．

症例供覧

最近我々は，健康食品（豆乳，青汁）の摂取が原因と考えられたビタミンB_6による外因性光線過敏症の1例を経験した．

患　者：46歳，男性
主　訴：露光部の紅斑，浮腫
既往歴：原田病
家族歴：特記事項なし
現病歴：初診の約1年前から健康維持のため，毎朝豆乳に青汁を混ぜて摂取する習慣を続けていた．初診2週間前より外出後に繰り返し顔面，頸部，手背，前胸部の紅斑がみられるようになった．

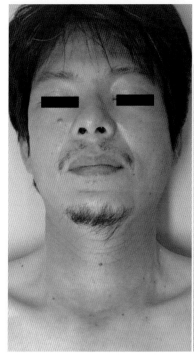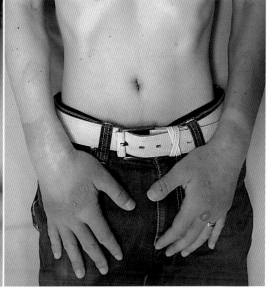

図 1. 初診時臨床所見
顔面，頸部，上胸部 V 領域，手背など，露光部に小丘疹と水疱を伴う
浮腫性紅斑を認める．

近医皮膚科を受診し，ステロイド外用薬による治療が行われたが改善はみられなかった．徐々に症状が増悪したため，同院を再診したところ露光部に紅斑を認めたことから光線過敏症が疑われ，精査・加療目的に当科紹介となった．

現　症（図1）：額部，頬部，耳介，頸部，上胸部 V 領域，両上肢など，露光部に水疱と小丘疹を伴う浮腫性紅斑を認めた．腕時計装着部位には紅斑はみられなかった．

初診時臨床検査所見：WBC：7,060/μL（Neut：62.3%，Eos：6.4%，Lymph：24.5%，Mono：4.7%），RBC：4.91×10^6/μL，Hb：14.6 g/dL，Plt：214×10^3/μL，AST：16 U/L，ALT：12 U/L，LD：141 U/L，ALP：86 U/L，γ-GTP：20 U/L，BUN：17 mg/dL，Cre：1.03 mg/dL，CRP：0.15 mg/dL，抗核抗体：<40 倍，CH$_{50}$：51.7 CH$_{50}$/mL，C3：113 mg/dL，C4：30.1 mg/dL，コプロポルフィリン：≦1 μg/dL RBC，プロトポルフィリン：57 μg/dL RBC，赤血球遊離プロトポルフィリン：61 μg/dL RBC，ニコチン酸：5.5 μg/mL，尿コプロポルフィリン：24 μg/g・CRE，尿ウロポルフィリン：9 μg/g・CRE

病理組織学的所見（図2）：左耳前部の紅斑より皮膚生検を行った．真皮浅層に血管周囲を主体に炎症細胞浸潤を認めた．拡大像では炎症細胞の主体はリンパ球であった．また，表皮真皮境界部には一部で軽度の液状変性を認めた．

治療および経過：露光部に皮疹がみられていることから光線過敏症を疑い，遮光指導とステロイド外用薬（ヒドロコルチゾン酪酸エステル軟膏，ベタメタゾン酪酸エステルプロピオン酸エステル軟膏）を開始した．患者には投薬中の内服薬はなく，スキンケア用品など外用薬の使用もなかった．日常生活における嗜好品などを詳しく聴取したところ，サプリメントは摂取していなかったが，毎朝欠かさず健康食品（豆乳と青汁）を摂取していたことから健康食品の摂取中止を指示した．治療開始後，皮疹は徐々に軽快し，初診の 2 週間後には皮疹は軽快した．一方で皮疹の原因は不明だったため，遮光継続と健康食品の摂取は禁止の方針とした．症状軽快 3 週間後に光線照射テストを施行したところ，即時反応はみられず，最小紅

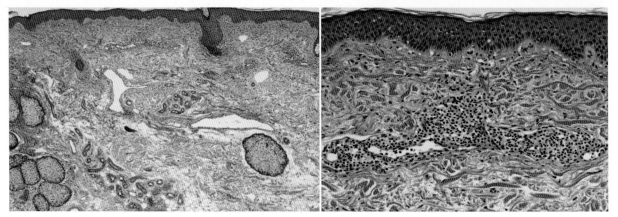

図 2. 病理組織像（H.E.染色）

左耳前部の紅斑より皮膚生検を施行した．血管周囲を中心にリンパ球を主体とした炎症細胞浸潤がみられ，表皮真皮境界部に一部軽度の液状変性を認める．

斑量（minimal erythema dose；以下，MED）は 90 mJ/cm^2，最小反応量（minimal response dose；以下，MRD）は 10 J/cm^2以上と，MED，MRD ともに正常範囲内であり（図 3），健康食品（豆乳と青汁）を摂取しない状況では光線過敏症が疑われる所見は得られなかった．また，血液・尿検査の結果から全身性エリテマトーデスやポルフィリン症，ペラグラなどの光線過敏症をきたす可能性のある疾患は否定的であった．再度，内服薬やサプリメントの摂取がないことを確認後，健康食品（豆乳と青汁）による外因性光線過敏症の可能性を考えた．過去にビタミン B_6 を含むサプリメントによる光線過敏症の報告が複数なされていることから，健康食品（豆乳と青汁）に含まれるビタミン B_6 による外因性光線過敏症を疑い，ピドキサール錠®（ピリドキサールリン酸エステル水和物）の内服後に光線照射テスト（内服照射試験）を施行の方針とした．後日，ピドキサール錠® 60 mg を内服3時間後に内服照射試験を施行したところ，MED は 90 mJ/cm^2 と，1 回目の光線照射テストと変わりない結果であったが，UVA 5 J/cm^2 と 10 J/cm^2 の照射部位に浸潤性紅斑を認め，1 回目の光線照射テストと比較し，MRD の低下（5 J/cm^2以下）がみられた（図 4）．以上より，本症例をビタミン B_6 による外因性光線過敏症（作用波長は UVA）と診断した．豆乳と青汁の摂取中止後は明らかな症状の再燃を認めず，本症例における光線過敏症の原因物質は，健康食品（豆乳と青汁）に含まれている

ビタミン B_6 であった可能性が高いと推測した．診断後，外出前の豆乳と青汁の摂取は避け，遮光（UV カットの長袖衣類の着用，帽子，サングラス，日傘，PA＋＋＋の日焼け止めの使用）を継続したところ，明らかな症状の再燃はなく経過した．しかし，紫外線量が比較的多くなり始める翌年春ごろから，顔面など露光部に軽度の紅斑を認めるようになった．最近のサプリメント，健康食品，食事摂取の状況について問診したところ，原因と考えられる健康食品（豆乳と青汁）の摂取はしていなかったが，緑黄色野菜を比較的多く摂取する習慣を続けていた．また症状軽快後，日焼け止めの使用があまりできていなかったとのことであった．野菜など，普段摂取する食物にもビタミン B_6 が含まれているため，ビタミン B_6 による光線過敏症の既往を持つ患者には，食事指導や遮光の継続についても注意する必要があると考えられた．

考 察

1．本邦でのビタミン B_6 に関連した外因性光線過敏症

本邦で詳細に検討されたビタミン B_6 に関連した光線過敏症の報告は，自験例以外にこれまで8例報告されている（表 1）[3)~9)]．そのうち5例が市販の複合ビタミン剤によるものである．作用波長は自験例を含め，いずれも UVA であった．

a）発症機序

外因性光線過敏症の発症機序には光毒性反応，

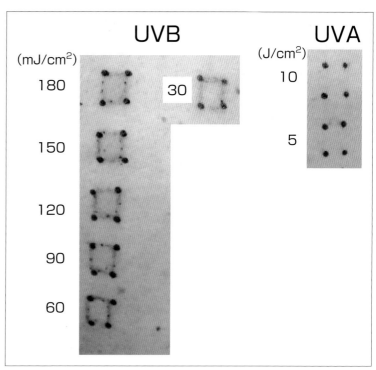

図 3.
光線照射テスト（1回目）
MED は 90 mJ/cm², UVA 照射部では 10 J/cm²
まで紅斑の出現は認めない.

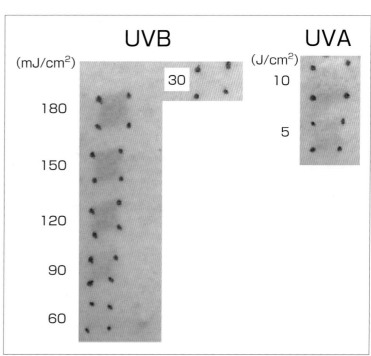

図 4.
内服照射試験
ピドキサール錠® 60 mg を内服し，3 時間後に
光線照射テストを施行した．MED は 90 mJ/
cm²，MRD は 5 J/cm²と低下した.

光アレルギー性反応の 2 つがある．光化学反応が
起こることで外因性物質が酸化物に変化し，直接
細胞に障害を与える場合を光毒性反応と呼び，光
化学反応の過程で，外因性物質がキャリア蛋白と
結合し，完全抗原となり免疫系に認識されること
でアレルギー反応が成立する場合を光アレルギー

性反応と呼ぶ[10]．光毒性反応は感作を必要としな
いため，薬剤などを摂取後，初回の日光曝露時で
も皮疹を生じ得るのに対し，光アレルギー性反応
は感作期間を要するため，内服開始から光線過敏
症の発症まで一定期間を要するのが一般的であ
る[2].

表 1. 本邦におけるビタミン B_6 に関連した光線過敏症の報告例（1983 年以降）

症例	報告者（年）	年齢	性別	原因薬剤	MRD (J/cm^2)	内服後の MRD (J/cm^2)	光パッチテスト
1	Morimoto ら（1996）[4]	35	女性	複合ビタミン剤	≧13.5	<6.75	＋
2	Tanaka ら（1996）[5]	71	男性	ビタミン注射薬	記載なし	露光部に皮疹誘発	＋
3	Murata ら（1998）[6]	45	女性	複合ビタミン剤	≧18	<6	＋＋
4	Murata ら（1998）[6]	55	女性	ビタミン注射薬	≧18	<3	＋＋
5	上田ら（1999）[7]	41	女性	ビタミン注射薬	≧6	3	＋＋
6	Kawada ら（2000）[8]	30	女性	複合ビタミン剤	≧8	実施せず	＋
7	堀口ら（2010）[9]	61	女性	複合ビタミン剤	≧13.5	実施せず	実施せず．UV（−）で＋＋
8	鶴田ら（2014）[3]	72	女性	複合ビタミン剤	≧12	<2	＋＋
9	自験例（2021）	46	男性	豆乳と青汁	≧10	<5	実施せず

　ビタミン B_6 による外因性光線過敏症（薬剤性光線過敏症）の発症機序は十分に解明されていない．Sato ら[11]は，ピリドキシンの光毒性を証明しており，ピリドキシンは培養線維芽細胞に対する強い光感作物質であり，10〜100 ng/mL の濃度で中等度の光毒性を示すと報告している．Kawada ら[8]は，低アルカリホスファターゼ血症保因者の塩酸ピリドキシンによる薬剤性光線過敏症を報告している．アルカリホスファターゼ活性が低いと，ピリドキサール 5'リン酸の分解が遅延し，ピリドキサール 5'リン酸血中濃度の高値が続くことで，光毒性機序により薬剤性光線過敏症を発症したと考察している．一方で，Tanaka ら[5]と上田ら[7]は，光線パッチテストにおいて日を追うごとに反応が強くなっていることから光アレルギー性機序であったと考察しており，Murata ら[6]は健常人に行ったコントロールテストがすべて陰性であったことから，発症は光アレルギー性機序が考えられると述べている．

　自験例において，血液検査にてアルカリホスファターゼ値は正常範囲内であり，上記の低アルカリホスファターゼ血症による機序は否定的であった．また，病理組織学的所見で光毒性反応が強い場合にみられる表皮細胞の壊死や真皮の浮腫といった所見は認めなかったこと，豆乳や青汁の摂取を始めてから光線過敏症を発症するまで約 1 年間と長期間経過していることから，感作期間を要する光アレルギー性機序による外因性光線過敏

症と推測した．

b）検査と診断，治療

　外因性光線過敏症は，内服照射試験および光パッチテストにより診断する．内服照射試験は原因と思われる薬剤などを中止し，光線過敏症状が消失した後に行う．通常，被疑薬剤を 1 回量内服し，血中濃度が最大になるころ（通常，1〜3 時間後）に照射を行う．薬剤性光線過敏症の作用波長はほとんどが UVA であるため，UVA 照射部のみで異常所見を呈することが多い[2]．光毒性と光アレルギー性の鑑別のために光パッチテストは有用であるとされているが，光パッチテストの陽性率は低く，陽性とならない薬剤もある[12]．

　過去の報告例（表 1）において，8 症例のうちほとんど（7/8 症例）で光パッチテストと内服照射試験のうち，どちらか一方もしくは両方により診断が行われていた．症例 7 ではパッチテストの段階で塩酸ピリドキシンに陽性反応を認めたため，光パッチテストは施行されていないが，塩酸ピリドキシン以外のサプリメントに含まれる成分のパッチテスト，光パッチテストはいずれも陰性であること，また薬剤リンパ球刺激試験において塩酸ピリドキシンに陽性であったことから，塩酸ピリドキシンによる光線過敏症と診断されている[9]．薬剤性光線過敏症では光パッチテストが陽性とならない薬剤も多いなか，塩酸ピリドキシンは光パッチテストが施行された 7 例全例で陽性であった．自験例においてはビタミン B_6 を含むサプリメン

40

ト・薬剤の摂取はなかったため，光パッチテスト は行わず，ビタミンB_6内服による内服照射試験に よって診断に至った．自験例で光線過敏症の原因 となった健康食品は豆乳と青汁であった．豆乳は 大豆が原材料であり，豆類は共通してビタミン B_1，B_2，B_6などのビタミン B 群を豊富に含んでい る．また，摂取していた青汁製品の主な原材料に ビタミン B 群を含む大麦若葉粉末，抹茶，桑若葉 粉末が含まれていた．豆乳と青汁ともに光線過敏 症の原因の可能性があったため，今後は豆乳と青 汁の両方の摂取を控えたいとの患者の意向が強 く，どちらか，あるいは両者が原因かの特定まで には至らなかった．

外因性光線過敏症の治療は，原因物質の使用・ 投与を中止することが第一である．それに加え， 物理的遮光やサンスクリーン剤による化学的遮光 の指導を行う．遮光は原因物質の中止後から最低 2 週間程度は必要とされる．生じた皮疹に対して はステロイド外用薬が中心となるが，重症例には ステロイドの短期内服を併用する[12]．

ビタミンB_6による光線過敏症の治療について は，過去の報告例においても自験例と同様に，原 因となったビタミン製剤の中止と遮光，ステロイ ド外用薬にて軽快している．過去の報告例におい て，治癒後の他の食品の摂取による光線過敏症の 再燃の有無などについては記述はなく，診断後の 経過は不明であったが，緑黄色野菜などビタミン B_6を含むビタミン群が多く含まれている食物の摂 取については注意が必要であると考えられる．

2．その他サプリメント，健康食品による光線 過敏症

a）クロレラによる外因性光線過敏症

クロレラとは，クロレラ属の淡水性単細胞緑藻 類の総称である．蛋白質含量が高いため，食料資 源の 1 つとして培養や研究が行われ，本邦でも健 康食品として様々なクロレラ製品が販売されてい る．

クロレラに多く含まれる，クロロフィルの分解 過程で生じるフェオフォルバイドが光線過敏症の

原因物質であると考えられている[13]．現在，クロ レラ中のフェオフォルバイドは厚生労働省により 規制量（既存フェオフォルバイド量：100 mg % 以 下，総フェオフォルバイド量：160 mg % 以下）が 定められているため[14]，以前に比べると光線過敏 症の報告は少なくなったが，クロレラ原藻中のク ロロフィラーゼ活性が強いと，摂取後の消化過程 で生成されることでフェオフォルバイドの量が増 えるため，現在でもクロレラによる光線過敏症は 存在する[15]．クロレラによる皮膚症状の報告は， 薬疹情報第 19 版[16]によると 22 例の報告があり， そのなかで光線過敏症が 11 例と最多で，その他， 播種状紅斑丘疹型，紅皮症型，扁平苔癬型などの 薬疹症状や，尋常性天疱瘡の増悪やアトピー性皮 膚炎の増悪といった報告もある．

b）スピルリナによる外因性光線過敏症

スピルリナは，淡水域に生息する藍藻綱ユレモ 目アルスロスピラ属の藻類の通称である．スピル リナは蛋白質を多く含むほか，カロテノイド系色 素の $β$-カロテンやゼアキサンチンを多く含むこ とから，その抗酸化作用が注目されており，本邦 ではサプリメントとして販売されている．スピル リナはクロレラと同様に，含有するクロロフィル の分解過程でフェオフォルバイドを生成すること で光線過敏症を引き起こす．スピルリナについて もクロレラで定められたクロロフィル分解物の規 定量と同様の規格で運用されており，これを遵守 することで光線過敏症の発症は回避できるとされ ているが，スピルリナのクロロフィラーゼ活性度 により総フェオフォルバイド量が増加し，光線過 敏症を発症する可能性がある[17]．

c）セントジョーンズワートによる外因性光線 過敏症

セントジョーンズワートは，和名ではセイヨウ オトギリソウといい，ハーブとして知られてい る．うつ病などに効果があるとして研究が進めら れているが，現時点では有効性に対するエビデン スは確固たるものではない．ドイツをはじめ， ヨーロッパ諸国では不安，抗うつ，不眠に対して

認可され，保険給付の対象となっている国もある．本邦では現在，健康食品として販売されている[18]．セントジョーンズワートに含まれる有効成分の1つにヒペリシンがある．光照射により励起された色素分子が周囲の有機分子を酸化し光化学反応を起こす作用を光増感作用というが，ヒペリシンはこの光増感作用を持つ天然色素であり，過剰に摂取すると光線過敏を引き起こすことがある[19]．

おわりに

日常の皮膚科診療において，患者がサプリメント，健康食品で皮膚障害が出現することを認識していないこと，患者が医療機関を受診しても摂取していることを医師に申告しないことも多いため，注意が必要である．また，そのサプリメントや健康食品の含有成分を把握しないで摂取を続けていることも多い．我々皮膚科医は原因不明の光線過敏症がみられた際，サプリメント，健康食品による光線過敏症の可能性を考えて投薬状況のみならず，サプリメント，健康食品摂取の有無も確認することが重要であると考える．

文 献

1) 厚生労働省，日本医師会，医薬基盤・健康・栄養研究所：健康食品による健康被害の未然防止と拡大防止に向けて，2016.
2) 戸倉新樹：薬剤による光線過敏症．臨床光皮膚科学（錦織千佳子ほか編），南江堂，pp. 83-91, 2021.
3) 鶴田 葵，小倉香奈子，小野寺美奈子：塩酸ピリドキシンによる光線過敏型薬疹の1例．皮膚臨床，56(9)：1325-1330, 2014.
4) Morimoto K, Kawada A, Hiruma M, et al：Photosensitivity from pyridoxine hydrochloride(vitamin B$_6$). *J Am Acad Dermatol*, **35**：304-305, 1996.
5) Tanaka M, Nizeki H, Shimizu S, et al：Photoallergic drug eruption due to pyridoxine hydrochloride. *J Dermatol*, **23**：708-709, 1996.
6) Murata Y, Kumano K, Ueda T, et al：Photosensitive dermatitis caused by pyridoxine hydrochloride. *J Am Acad Dermatol*, **39**：314-317, 1998.
7) 上田清隆，東 禹彦，久米昭廣ほか：塩酸ピリドキシンによる光線過敏症の1例．日皮アレルギー会誌，**7**(4)：153-158, 1999.
8) Kawada A, Kashima A, Shiraishi H, et al：Pyridoxine-induced photosensitivity and hypophosphatasia. *Dermatology*, **201**(4)：356-360, 2000.
9) 堀口麻有子，落合豊子，福田恭子ほか：塩酸ピリドキシンによる光線過敏型薬疹．皮膚臨床，**52**(9)：1267-1270, 2010.
10) Tokura Y：Drug photoallergy. *J Cutan Immunol Allergy*, **1**(2)：48-57, 2018.
11) Sato K, Taguchi H, Maeda T, et al：Pyridoxine toxicity to cultured fibroblasts caused by near-ultraviolet light. *J Invest Dermatol*, **100**：266-270, 1993.
12) 上出良一：外因性光感作物質による光線過敏症．最新皮膚科学大系16 動物性皮膚症 環境因子による皮膚障害（玉置邦彦ほか編），中山書店，pp. 290-300, 2003.
13) 実川久美子：クロレラ病のその後．皮膚臨床，**21**(4)：283, 1979.
14) 厚生労働省：フェオホルバイド等クロロフィル分解物を含有するクロレラによる衛生上の危害防止について，環食第九九号，1981.
15) 原田 研，北村英夫，原子一郎：クロレラによる皮膚障害．皮膚病診療，**32**(4)：369-372, 2010.
16) 福田英三，福田英嗣(編)：薬疹情報，第19版，pp. 580-581, 2021.
17) 加藤敏光，山田幸二：スピルリナ原末中の総フェオホルバイド値と光線過敏の関係について．食衛誌，**36**(5)：632-634, 1995.
18) 寺嶋昌代：St. John's Wort—抗うつ作用をもつ機能性食品としてのハーブ—．東海学院大学紀要，**5**：53-65, 2011.
19) 寺嶋昌代：生体色素ヒペリシン．東海女子短大紀要，**24**：25-38, 1998.

MB Derma, 315：43-49, 2021.

◆特集／光による皮膚トラブル―光線過敏症から光老化まで―
日光蕁麻疹―自験例のまとめと最近の知見―

西田絵美*

Key words：日光蕁麻疹(solar urticarial)，作用波長(action spectrum)，紫外線(ultraviolet)，可視光線(visible light)，即時型アレルギー(immediate allergic reaction)

Abstract　日光蕁麻疹は物理性蕁麻疹の1つで，日光に曝さられることにより誘発される即時型光アレルギーである．日光に曝露された部位に痒みや灼熱感を伴う紅斑と膨疹がみられることを特徴とし，曝露後5〜10分以内に症状が出現する．病態としては十分に解明されておらず，血清中に存在する光感作物質が作用波長を吸収して抗原となり，蕁麻疹反応を惹起すると示唆されている．本邦での作用波長は症例によって異なるものの，可視光線が最も多いとされている．診断については，病歴が重要であるが，光線検査を使用して診断確定を行う．光照射試験は長波長紫外線(UVA)，中波長紫外線(UVB)，可視光線での照射を行い，膨疹の誘発される波長を同定する．治療については抗ヒスタミン薬が第一選択となるが，hardening を利用した急速減感作療法も知られており，その他，シクロスポリン内服，IVIG，血漿交換，抗 IgE 抗体(オマリズマブ)，生活指導が挙げられる．

はじめに

日光蕁麻疹は，一般に日光アレルギーなどとして知られているものの，実際には蕁麻疹の約0.5%と比較的稀な病型の物理性蕁麻疹である．臨床症状は，日光に曝露された部位に痒みや灼熱感を伴う紅斑と膨疹がみられるのが特徴であることより，病歴から疑うことはできるものの，実際にどのように診断を行うのかは知られていないことも多い．また，どの作用波長で誘発されるかによって生活指導の方法も異なることから，作用波長を検査する意義を含め，その臨床，疫学，対応について述べる．

日光蕁麻疹とは

日光蕁麻疹は，刺激誘発型の蕁麻疹のうちの物理性蕁麻疹の1つと分類[1]されており，1904年 Merklen[2]によって初めて報告され，日本では

* Emi NISHIDA，〒444-8553 岡崎市高隆寺町字五所合 3-1　岡崎市民病院皮膚科，統括部長

Yamashita[3]が1916年に報告している．日光に曝さられることにより誘発される即時型光アレルギーで，蕁麻疹患者のレトロスペクティブレビューにおいては，約0.5%が日光蕁麻疹として分類され，比較的稀な病型とされている[4][5]．女性の発生率が高く[6][7]，発症時の患者の年齢，アトピーの病歴，および反応の原因となる波長には特に傾向はなく，作用波長は地理的および人種的な違いがみられる．日本においては，日照量が増える春から夏にかけて発症が多いとされている．

臨床症状

日光に曝露された部位に痒みや灼熱感を伴う紅斑と膨疹がみられることを特徴とし[6][8]，通常，日光に直接曝露されてから5〜10分以内に現れる．症状出現後，それ以上の日光に曝露されないようにすると，数分〜数時間以内に消えるが，長期間曝露されると膨疹を引き起こす．遅発性(曝露後数時間)または長期の皮膚病変となる稀な症例も報告されている[9]〜[11]．症状の重症度は，一般的に

日光への曝露の強さとともに増加するが，日光に頻繁に曝露されている皮膚の部位では，通常覆われている部位よりも感度が低くなるとされている[12)13)]．この現象は hardening 現象と呼ばれており，正確なメカニズムは不明である．長時間の日光曝露や露出した体表面積が広い例では，頭痛，めまい，嘔気，呼吸困難や意識消失などのアナフィラキシーショックといった重症例となる可能性がある[14)]．

病　因

日光蕁麻疹は，内因性物質に対する即時型アレルギー反応と考えられるが，十分に解明されていない．しかし，患者の自己血清に in vitro で作用波長を照射した後，患者の前腕内側に皮内注射をする光照射自己血清皮内テストは，本邦において約 80% に陽性を示すとの報告がある[6)]．このことから，特定の波長の光線を吸収するクロモフォアと呼ばれるような光感作物質が血清中に存在し，露光部の皮膚内で作用波長を吸収し励起され抗原となり蕁麻疹反応を惹起すると示唆される[15)]．

日光蕁麻疹を誘発する光線の波長（作用波長）は症例によって異なるとされているが，本邦では可視光線が最も多いとされ[16)]，当院での症例でも同様であった（表 1）．

また作用波長以外にも，膨疹形成を抑制する波長（抑制波長）[17)] や増強する波長（増強波長）[18)19)] も報告されているが，増強波長は抑制波長より稀であり[20)]，重篤であるため，アナフィラキシーの発症に注意が必要とされている[21)]．作用波長は人種によって異なっており，ヨーロッパにおいては UVA と可視光線が，アジアの国では可視光線が多いとされている[6)22)23)]．

診　断

日光蕁麻疹を他の状態と区別するには，病歴がまずは重要となることが多い（表 2）．

しかし臨床的に不確実な場合は，光線検査を使用して診断確定を行う．蕁麻疹反応をみる検査の

ため，光線検査前の前日（もしくは数日間）は，抗ヒスタミン薬の服用を控えるようにしている施設も多い．一般的には，光線照射試験は長波長紫外線（UVA），中波長紫外線（UVB），可視光線での照射を行い，膨疹の誘発される波長を同定する．上記のような方法で誘発できない場合には，患者の皮膚の小さな領域を自然光に一定時間曝すことによって，紅斑または蕁麻疹を誘発することで確定診断することもある．

また鑑別疾患として，遅発型光線過敏症である多形日光疹，慢性光線性皮膚炎が挙げられるが，多形日光疹は日光蕁麻疹と合併する場合もあるため診断が難しい場合もある．

検査方法

筆者が検査を行っていた施設では，UVA，UVB についてはブロードバンド UVA（FL20S・BLB/DMR），ブロードバンド UVB（FL20S・E-30/DMR）を，可視光線はスライドプロジェクター（図 1）（ハロゲンランプ，現在は入手困難なため，実施困難な場合は専門施設への紹介が必要）を用いて照射を行っていた．照射は 10，20，30，40，50，60，70，80，100，120，160 mJ/cm^2 を，測定用の多孔板を用いて 10 か所照射する．UVA については 3，6，9 J/cm^2 を照射，可視光線については 15～30 cm ほど距離を離して 15～20 分間照射し，照射部の膨疹形成，紅斑出現を確認する．また抑制波長や増強波長については，光学フィルターガラス（キヤノンメディカルシステムズ社）を使用し，照射部位の半分を遮光し，残り半分に異なる波長の光線を照射し，膨疹形成の抑制と増強できる波長を確認することもあるが，これらの波長が存在しない場合もあるとしている[24)]．通常，検査が終了した後すぐに症状は消えるが，コリン作動性または局所温熱蕁麻疹の患者の場合にも，このタイプの検査に反応する可能性を念頭に置く必要がある．

Haylett ら[25)] が 2000～2016 年に行った日光蕁麻疹患者の後ろ向きレビューでは，145 人を対象（平

表 1. 2008〜2019 年に光線検査にて日光蕁麻疹と診断した 24 例についての検討

	性別	発症年齢(歳)	作用波長	発症から受診までの期間(月)	抗核抗体(倍)	転帰
1	M	31	可視光	6		通院
2	F	18	可視光	1	80 (homogenous, speckled)	治癒
3	F	32	可視光	1	1280 (speckled)	受診なし
4	M	15	可視光	36		通院
5	F	2	UVB	48	40 (homogenous, speckled)	通院
6	F	31	可視光	18	40 (homogenous, speckled)	通院
7	F	20	可視光	3	陰性	受診なし
8	M	26	可視光	84		転居
9	F	3	可視光	1		紹介
10	F	13	UVB	24	80 (homogenous, speckled)	通院
11	F	18	可視光	16		受診なし
12	F	12	可視光	2	陰性	治癒
13	F	24	UVA, UVB, 可視光	48	40 (homogenous, speckled)	通院
14	F	1	可視光	1	陰性	治癒
15	M	35	UVB	9		通院
16	F	20	可視光	12		受診なし
17	M	41	UVA, 可視光	36	陰性	通院
18	F	21	可視光	4	陰性	受診なし
19	M	33	可視光	7	陰性	受診なし
20	F	46	可視光	3		通院
21	F	6	UVA, 可視光	240		受診なし
22	M	20	可視光	240		通院
23	M	36	可視光	156		通院
24	F	37	可視光	3		通院

表 2. 日光蕁麻疹を疑う病歴・症状

・腕や首などの紫外線の当たる場所が日に当たってすぐ,
　もしくは 30 分ほどで膨疹が出現.
・症状出現時の写真(携帯電話など)をみせてもらうと膨疹
　を認める.
・膨疹はしばらく(1 時間もすれば)するとひく.
・顔に症状が出ないことも多い.
・春先などに症状出現することが多い.
・しばらく日に当たっていないと症状がひどくなる.
・車に乗っているとき,紫外線に当たっている時間が長い
　ときに出やすい.
・曇りでも出ることや雨あがりに出やすい症例もある.
・日焼け止めは効果がなく使っていない人も多い.
・40 歳代までが多い.

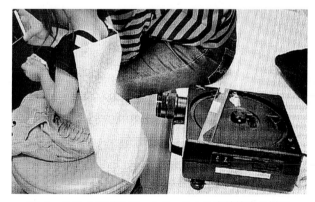

図 1. スライドプロジェクターによる光線検査の様子

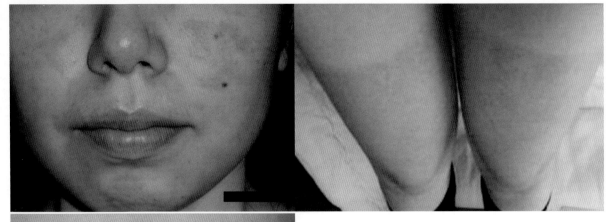

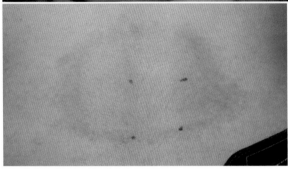

a
b

図 2.
症例：31 歳，女性
　a：症状出現時の臨床写真．日光曝露後，数秒で露光部に
　　紅斑を認める．
　b：可視光線照射後 30 分の臨床写真

均：35.8 歳，range：3～69 歳；男性 45 人，女性 100 人）とし，3 種類の方法で光線検査を行った．

広帯域紫外線照射とモノクロメーター光源を組み合わせた光線検査では，74.5％の患者が症状を誘発でき，広帯域紫外線照射のみでは 65.6％，モノクロメーター単独照射のみでは 57.9％の患者が誘発された．また，膨疹および紅斑反応を最も誘発する波長帯は，370～400 nm であった．このことから，光線検査としては広帯域紫外線照射とモノクロメーター光源を組み合わせた方法が日光蕁麻疹を誘発するには最も有効で，波長については UVA より長い可視光線によって誘発されることが多いことがわかる．

しかし，これらの検査機器については本邦においても特定の医療機関にしかないことから，すぐに検査ができないことは問題点の 1 つである．

症　例

患　者：31 歳，女性
主　訴：露光部の紅斑
既往歴：特記すべきことなし
現病歴：X 年 9 月ごろより顔面，両上肢，両足

などの露光部に，強い痒みを伴う紅斑が出現．近医にて日光過敏症として抗アレルギー剤を処方されるも再燃を繰り返し，X＋4 年 8 月に当科初診．図 2-a のように日光曝露後，数秒で露光部に紅斑を認めることから日光蕁麻疹を疑い，光線検査を施行したところ，図 2-b のように可視光線照射後 30 分で膨疹出現．また UVA においても膨疹を認めたことから，UVA～可視光線を作用波長とする日光蕁麻疹と診断した．

名古屋市立大学病院皮膚科での 日光蕁麻疹の検討

2014～2019 年に光線過敏を疑われて光線検査を行った症例の検討を行ったところ，光線検査数は 106 例，そのうち日光蕁麻疹と診断できた症例は 14 例（13.2％）であった．

さらに，上記とは別に 2008～2019 年に光線検査にて日光蕁麻疹と診断できた 24 症例について検討を行った（表 1）．その結果，男性：女性＝1：2 と女性が多く，発症年齢は 22.5 歳（1～46 歳）で，年代別の割合では図 3-a のような分布であり，男性に比べ女性のほうが有意に発症年齢の低いこと

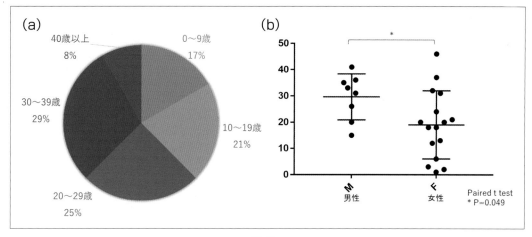

図 3.
a：発症年齢の年代別割合
b：男女における発症年齢の比較

がわかった（図 3-b）．作用波長は可視光線：18 例（75.0%），UVB：3 例（12.5%），UVB，UVA，可視光線：1 例（4.2%），UVA，可視光線：2 例（8.3%）であった．発症から受診までの期間：41.6か月（1 年以内：54.2%），抗核抗体陽性：6/12 例（50.0%），治癒率は 3/17 例（17.6%）であった．

予 後

難治例や，数年にわたり症状が継続するとされることが多いとされているが，症例数が少ないことから，日光蕁麻疹患者の長期的なデータはわかっていない．しかし，Beattie ら[7]は 87 人の患者のレビューにおいて，10 年間（中央値：0.5～61年）フォローアップできた 60 人の被験者のうち25% が完全寛解，32% が臨床的寛解（日焼け止めや抗ヒスタミン剤使用），35% は変化がなく，8% は状態が悪化したとしている．

治 療

抗ヒスタミン薬が第一選択となるが，ガイドラインでは推奨度 1，エビデンスレベル B で，通常量の単剤の抗ヒスタミン薬の効果は弱く，抗ヒスタミン薬の増量や組み合わせ，あるいは抗ロイコトリエン薬との組み合わせが必要とする複数の報告がある[20)26)]とされている．また，閾値前後の日光に少しずつ曝露することで個体の反応性の低下を期待し得る hardening については，推奨度 2，エビデンスレベル C である．

これについては急速減感作療法としても知られており，少量の日光曝露により，マスト細胞中のchemical mediator が消費，枯渇されて耐性を獲得する現象（hardening）を利用しているとされ，ナローバンド UVB を用いたもの[27)28)]，UVA[29)～31)]を用いたものが報告されている．次にシクロスポリン内服，IVIG，血漿交換，抗 IgE 抗体（オマリズマブ）などの免疫学的治療については推奨度 2，エビデンスレベル B としている．有効性を期待し得るが，費用，安全性を考慮すると，難治例に対する例外的な治療として位置づけられる．

生活指導と対応

原因となる波長を特定することで，その波長を遮光することが基本的な指導となる．

UVA，UVB といった紫外線の波長が原因の場合にはサンスクリーン剤の使用が効果的であるが，可視光線については効果が少なく，UPF（Ultraviolet Protection Factor）といった紫外線防止指数の記載のある UV カット服（紫外線遮断繊維使用，天然繊維の生地に紫外線吸収剤や紫外線錯乱剤を塗ったもの）なども最近では多く販売されており，そういった衣類の着用や日傘，帽子，手袋が有用となる症例も多い．また UVA，可視光線の場合は窓ガラスを通すことから，車の運転時や室内でも窓際には注意が必要である．しか

し，指導法によっては患者の生活の質を損なう恐れがあり，適切な指導なくおもむろに紫外線を避けるような指導を行うことで，なかには家から出られなくなったり，今まで行えていた日常生活が送れなくなることへの不安やうつ傾向を示す症例もあり，指導には十分な配慮が必要である．

まとめ

日光蕁麻疹の検査にはスライドプロジェクター，モノクロメーターが必要であるが，検査機器を使用できる施設が限られており，今後の検査方法について考える必要がある．

患者のQOLを低下させる疾患であるため，生活指導を行うことで，さらなるQOLの低下を防ぐことができる可能性がある．

治療方法については一定の効果を得られるものはないが，自然治癒する症例もあるため，罹患期間を短くする方法など，さらなる症例蓄積から検討していく必要がある．

文　献

1）秀　道広，森桶　聡，福永　淳ほか：蕁麻疹診療ガイドライン 2018. 日皮会誌，**128**：2503-2624, 2018.

2）Merklen P：Urticaria. La pratique dermatologique：trait de dermatologie appliquée（Besnier E, et al eds），Masson et Cie, Paris, p. 728, 1904.

3）Yamashita S：A case of urticaria with sunlight. *Dermato-Urologische Versammlung zu Kyoto*, **16**：618, 1916.（in Japanese）

4）Champion RH：Urticaria：then and now. *Br J Dermatol*, **119**：427-436, 1988.

5）Humphreys F, Hunter JA：The characteristics of urticaria in 390 patients. *Br J Dermatol*, **138**：635-638, 1998.

6）Uetsu N, Miyauchi-Hashimoto H, Okamoto H, et al：The clinical and photobiological characteristics of solar urticaria in 40 patients. *Br J Dermatol*, **142**：32-38, 2000.

7）Beattie PE, Dawe RS, Ibbotson SH, et al：Characteristics and Prognosis of Idiopathic Solar Urticaria. *Arch Dermatol*, **139**：1149, 2003.

8）Botto NC, Warshaw EM：Solar urticaria. *J Am Acad Dermatol*, **59**：909-920, 2008.

9）Monfrecola G, Nappa P, Pini D：Solar urticaria with delayed onset：a case report. *Photodermatol*, **5**：103-104, 1988.

10）de Gálvez MV, Aguilera J, López N, et al：Delayed-onset solar urticaria with generalized wheals caused by UVB associated with polymorphic light eruption caused by UVA. *Photodermatol Photoimmunol Photomed*, **31**：107-110, 2015.

11）Ghigliotti G, Brusati C, Guarrera M, et al：Persistent solar urticaria. A case report. *Photodermatol Photoimmunol Photomed*, **15**：140-141, 1999.

12）Blum HF, West RJ：Studies of an urticarial response to blue and violet light in man. *J Clin Invest*, **16**(2)：261-277, 1937.

13）Leenutaphong V, Holzle E, Plewig G：Solar urticarial：studies on mechanisms of tolerance. *J Dermatol*, **122**：601-606, 1990.

14）NA Orfan, GB Kolski：Physical urticarias. *Ann Allergy*, **71**：205-212, 1993.

15）Horio T, Minami K：Solar uticaria. Photoallergen in a patient's. *Serum Arch Dermatol*, **113**：157-160, 1977.

16）Horio T：Solar urticaria. Clinical Photomedicine（Lim HW, et al eds），Marcel Deller, New York, pp. 181-192, 1993.

17）長谷川和義，市橋正光：日光蕁麻疹の1例．日皮会誌，**91**：637-644，1981.

18）Horio T, Fujigaki K：Augmentation spectrum in solar urticaia. *J Am Acad Dermatol*, **18**：1189-1193, 1988.

19）森　紀子：増強波長を認めた日光蕁麻疹の1例．皮膚，**40**：567-570，1998.

20）Grundmann SA, Ständer S, Luger TA, et al：Antihistamine combination treatment for solar urticarial. *Br J Dermatol*, **158**：1384-1386, 2008.

21）Kogame T, Uetsu N, Nguen CTH, et al：Solar urticarial with an augmentation spectrum in a child. *J Dermatol*, **44**：e214-e215, 2017.

22）Chong WS, Khoo SW：Solar urticaria in Singapore：an uncommon photodermatosis seen in a tertiary dermatology center over a 10-year period. *Photodermatol Photoimmunol Photomed*,

20：101-104, 2004.

23) Silpa-Archa N, Wongpraparut C, Leenutaphong V：Analysis of solar urticaria in Thai patients. *Asian Pac J Allergy Immunol*, **34**：146-152, 2016.

24) 今村真也, 福永　淳：日光蕁麻疹. 蕁麻疹病型別治療ガイド（秀　道広編）, クリニコ出版, pp. 55-60, 2019.

25) Haylett AK, Koumaki D, Rhodes LE：Solar urticaria in 145 patients：Assessment of action spectra and impact on quality of life in adults and children. *Photodermatol Photoimmunol Photomed*, **34**(4)：262-268, 2018.

26) Levi A, Enk CD：Treatment of solar urticarial using antihistamine and leukotriene receptor antagonist combinations tailored to disease severity. *Photodermatol Photoimmunol Photomed*, **6**：302-306, 2015.

27) Calzavara-Pinton PG, Zane C, Rossi MT, et al：Narrowband ultraviolet B phototherapy is a suitable treatment option for solar urticaria. *J Am Acad Dermatol*, **67**：e5-e9, 2012.

28) Wolf R, Herzinger T, Prinz JC：Solar ulticaria：long-term rush hardening by inhibition spectrum narrow-band UVB 311 nm. *Clin Exp Dermatol*, **38**：446-447, 2013.

29) Mori N, Makino T, Matsui K, et al：Successful treatment with UVA rush hardening in a case of solar urticaria. *Eur J Dermatol*, **24**：117-119, 2014.

30) Masuoka E, Fukunaga A, Kishigami K, et al：Successful and long-lasting treatment of solar urticaria with ultraviolet A rush hardening therapy. *Br J Dermatol*, **167**：198-201, 2012.

31) Beissert S, Ständer H, Schwarz T：UVA rush hardening for the treatment of solar urticarial. *J Am Acad Dermatol*, **42**：1030-1032, 2000.

MB Derma, 315：50-56, 2021.

◆特集／光による皮膚トラブル—光線過敏症から光老化まで—

皮膚ポルフィリン症—最近の話題提供—

川原 繁*

Key words：骨髄性プロトポルフィリン症(erythropoietic protoporphyria)，X 連鎖優性プロトポルフィリン症(X-linked dominant protoporphyria)，光線過敏症(photosensitivity disease)，遺伝子異常(genetic abnormality)，ビタミン D 欠乏症(vitamin D deficiency)，メラノコルチン 1 受容体作動薬(melanocortin-1 receptor agonist)

Abstract 骨髄性プロトポルフィリン症(EPP)および X 連鎖優性プロトポルフィリン症(XLDP)は，いずれも赤血球中にプロトポルフィリンが蓄積することにより起こり，疼痛や灼熱感を伴った光線過敏症状を主症状とする．両者の表現型は同一である．EPP の原因遺伝子は主にフェロケラターゼ遺伝子であるが，最近新たな原因遺伝子 *CLPX* が報告された．一方，XLDP の原因遺伝子は *ALAS2* 遺伝子である．EPP の合併症に肝疾患があるが，近年ビタミン D 欠乏症が注目されている．

主な治療は徹底的な遮光であるが，近年新しい治療薬が開発されている．1 つは，メラノコルチン1受容体作動薬のアファメラノチドで，皮下に植え込むことにより効果を示し，欧米では既に使用されている．本剤により疼痛を伴わない日光曝露時間が延長し，生活の質が向上する．もう 1 つは，同様に選択的メラノコルチン 1 受容体作動薬である MT-7117（一般名：dersimelagon）という内服薬で，現在，国際共同第 3 相臨床試験が進行中である．

はじめに

ポルフィリン症はヘム代謝系の酵素異常によって起こる疾患群の総称であり，現在 9 つの病型が知られている(表1)．ポルフィリン症は大きく 2 群に分けられ，1 群は光線過敏症を主症状とする皮膚ポルフィリン症，他の 1 群は腹痛などの消化器症状や，けいれんなどの神経症状等の多彩な症状を示す急性ポルフィリン症である．現在までに，ヘム代謝系に関連する酵素とそれらの酵素と臨床型との関連はかなり解明されている(図1)．

本稿では皮膚ポルフィリン症のうち，本邦で比較的多い骨髄性プロトポルフィリン症(erythropoietic protoporphyria；EPP)とその類縁疾患である X 連鎖優性プロトポルフィリン症(X-linked

dominant protoporphyria；XLDP)について，最新の知見を含めて述べる．なお，2015 年 5 月，ポルフィリン症は国の医療費助成の対象となる「指定難病」に認められた．

疫学調査結果

EPP を含めた皮膚ポルフィリン症患者の疫学調査は，平成21年度遺伝性ポルフィリン症の全国疫学調査ならびに診断・治療法の開発に関する研究班において実施された．当時，2009 年 1～12 月までに診療が行われた患者を対象に調査を行い，我が国における皮膚ポルフィリン症患者の合計は173 名，そのうち EPP 患者数は 109 名と推計された．その後の動向をみる目的で，令和元年度神経皮膚症候群に関する診療科横断的な診療体制の確立研究班において，2018 年 9 月～2019 年 8 月までの 1 年間に診療された皮膚ポルフィリン症患者を

* Shigeru KAWARA, 〒921-8035 金沢市泉が丘 2-14-1-2F ソフィアひふ科クリニック，院長

表 1. ポルフィリン症の病型一覧

	病　型	原因遺伝子産物	遺伝形式
皮膚型	先天性骨髄性ポルフィリン症（CEP）	ウロポルフィリノーゲン合成酵素	常劣
	骨髄性プロトポルフィリン症（EPP）	フェロケラターゼ	常優
	X連鎖優性プロトポルフィリン症（XLDP）	アミノレブリン酸合成酵素2	X連
	晩発性皮膚ポルフィリン症（PCT）	ウロポルフィリノーゲン脱炭酸酵素	常優
	肝性骨髄性ポルフィリン症（HEP）	ウロポルフィリノーゲン脱炭酸酵素	常劣
急性型	急性間欠性ポルフィリン症（AIP）	ポルフォビリノーゲン脱アミノ酵素	常優
	アミノレブリン酸脱水素酵素欠損性ポルフィリン症（ADP）	アミノレブリン酸脱水素酵素	常劣
	異型ポルフィリン症（VP）	プロトポルフィリノーゲン酸化酵素	常優
	遺伝性コプロポルフィリン症（HCP）	コプロポルフィリノーゲン酸化酵素	常優

＜遺伝形式＞常優：常染色体優性遺伝，常劣：常染色体劣性遺伝，X連：X染色体連鎖

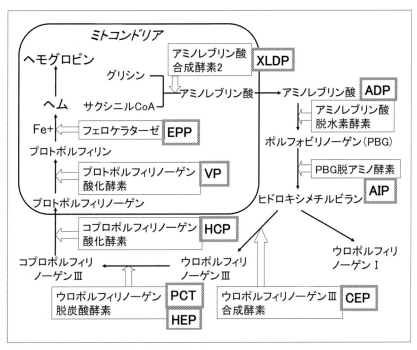

図 1. ヘム代謝系とポルフィリン症

再度疫学調査した結果，皮膚ポルフィリン症全体で 197 名，EPP 患者数は 179 名と推計された．

約 10 年の間に EPP 患者数が増加した原因の 1 つは，市民公開講座や患者会の活動により EPP に関する周知度が高まったことが考えられる．一方，疫学調査は 1 年間に医療機関を受診した患者数をカウントしているため，一度診断が確定した後，医療機関を受診していない患者，さらには症状があっても診断されていない患者を把握できないという欠点もあり，おそらく本邦における EPP 患者はもっと多いのではないかと推測される．

EPP の診断と病態

EPP は，そのほとんどが幼少期に光線過敏症状を主症状として発症する．光線過敏症状の最も重要な所見は，日光曝露後，露光部に灼熱感や疼痛を伴って紅斑，丘疹，水疱，びらんなどを生じることであり，しばしば数日間続く．また，それらの症状が軽快後も淡褐色の色素沈着や線状の小瘢痕をしばしば残す（図2）．光線過敏症状を繰り返すうちに，苔癬化病変が生じることもある（図3）．診断のための検査には，赤血球蛍光の観察（図4）

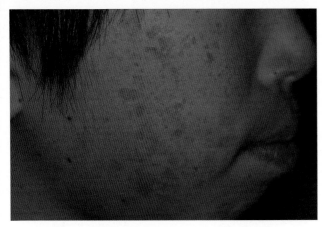

図 2. 骨髄性プロトポルフィリン症の臨床像
右頬に淡褐色の色素斑と浅い瘢痕がみられる.

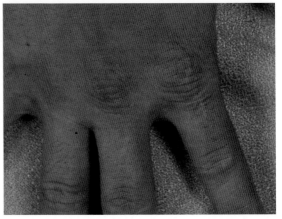

図 3. 骨髄性プロトポルフィリン症の臨床像
右手背に苔癬化がみられる.

図 4. 赤血球蛍光

や病理検査などがあるが,それらは他の皮膚ポル
フィリン症においても認められる所見である.
EPP の確定診断は赤血球中のプロトポルフィリ
ン(protoporphyrin;PP)量の増加を証明すること
であり,さらには遺伝子検査が極めて有用であ
る.合併症には,肝疾患(胆石,肝炎,肝硬変な
ど),鉄欠乏性貧血などがある.特に肝疾患は重要
であり,EPP 患者の約 1 割程度に合併するとさ
れ,ときに急性肝不全または肝硬変により不幸な
転帰をたどることもある.

　EPP では,赤血球中に PP の蓄積が認められる
が,光線過敏症状や肝障害との関係については,
まだ十分に解明されていない.EPP の作用波長
は,405 nm をピークとする紫外線から可視光線に
わたる領域であり,PP の吸収波長と一致する.作
用波長の光照射を受けたヒト皮膚では,蓄積した

PP が光増感剤として働いて一重項酸素を含む活
性酸素種を生成し,疼痛,灼熱感などの自覚症状
と組織障害を起こすと考えられている.肝障害の
機序については,PP 自体に肝毒性があることが知
られていることに加えて,血液中の過剰な PP は
肝臓によって胆汁に排泄されるが,PP は胆汁に不
溶性であり,肝細胞および毛細胆管に沈着するこ
とにより,軽度の炎症から線維症および肝硬変に
至るまでの種々の組織障害を起こす可能性が考え
られている.

　なお,EPP の臨床症状,検査所見,合併症,予
後などの詳細については,他の総説を参照された
い[1)2)].

原因遺伝子

　原因のほとんどが,ヘム代謝系のなかで PP か
らヘムを合成するフェロケラターゼ(ferroche-
latase;FECH)の活性低下とされてきた.FECH
をコードする FECH 遺伝子は,第 18 染色体の長
腕 18q21.3 に局在し,11 のエクソンからなり,約
45 kb の長さを有する.その FECH 遺伝子の異常
により,FECH の活性低下が起こるが,対になっ
ている FECH 遺伝子一方だけの異常では,EPP は
発症せず,もう一方の FECH 遺伝子のイントロン
3 に遺伝子多型(IVS3-48T>C)が存在した場合に
EPP を発症する[3)].すなわち,ほとんどの場合,
FECH 遺伝子の変異対立遺伝子および野生型の
異型遺伝子の組み合わせによって EPP が発症す

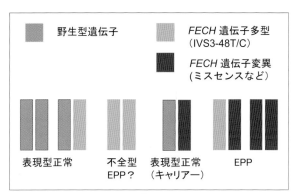

図 5. 遺伝子異常と表現型
フェロケラターゼ(*FECH*)遺伝子と臨床型

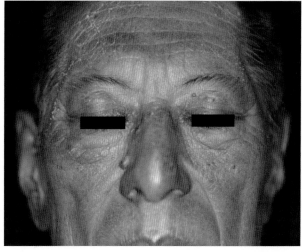

図 6. Late-onset 骨髄性プロトポルフィリン症の臨床像
（67 歳，男性）
基礎に骨髄異形成症候群．1 年前から光線過敏症状を発症．赤血球中のプロトポルフィリン：5,431 μg/dL RBC

る（図 5）．なお，IVS3-48C 多型の頻度には人種差がみられ，欧米人に比べ日本人では IVS3-48C のアリル頻度が 4 倍高いことが報告されている[4]．

　長く EPP の原因遺伝子は *FECH* 遺伝子だけが知られていたが，近年，EPP の新たな原因遺伝子 *CLPX* が報告された．2017 年，Yien ら[5]は *CLPX* 遺伝子のヘテロ接合変異が原因である EPP の 1 家系を報告した．*CLPX* の異常は，アミノレブリン酸合成酵素（ALAS）の CLPX 依存性 turnover 障害を起こし，ALAS の翻訳後安定性を増加させる結果，PP の病的に蓄積し，その結果，EPP を発症したとされる．なお，筆者が知る限り，本邦では *CLPX* 遺伝子の異常が原因の EPP の報告はない．

Late-onset EPP

　2001 年，Aplin ら[6]は骨髄異形成症候群（MDS）に合併した 51 歳の EPP 男性例を報告した．その患者では，50 歳以降に光線過敏症状を発症し，染色体検査により第 18 染色体の部分欠失が認められた．*FECH* 遺伝子は第 18 遺伝子に存在することから，染色体異常が EPP の原因と推測された．同様の MDS などの造血器疾患に合併した late-onset 発症の EPP 患者は，内外で複数例報告されている．成人期以降に発症する光線過敏症患者で

晩発性皮膚ポルフィリン症に類似した患者をみた場合，本疾患も鑑別する必要があると考えられる（図 6）．

XLDP

　EPP と同様の臨床型を示す患者のなかから，2008 年，Whatley ら[7]が見いだした新しい病型である．原因遺伝子は *ALAS2* 遺伝子であり，その産物はアミノレブリン酸合成酵素 2 であるが，本遺伝子の変異は酵素活性を上昇させ，その結果，ヘム合成が活性化される．ヘム合成の活性化によりヘム代謝系では最も律速段階である PP からヘム合成の過程で遅延が起こり，赤血球中に PP が蓄積する．

　臨床症状，病理検査，血中の PP 量の上昇などは EPP と共通であるため，XLDP の診断には遺伝子検査が必要である．本邦では，今までに 1 家系が報告されている[8]．

不全型 EPP

　前述したように EPP は，*FECH* 遺伝子の変異対立遺伝子および野生型の異型遺伝子の組み合わせによって発症することがほとんどであるが，近年，Mizawa ら[9]は野生型の異型遺伝子 IVS3-48T＞C が対になっているため，幼少期に軽度の光線

過敏症を呈し，血中 PP 量が増加する症例を見い
だし，不全型 EPP として報告した(図5)．その報
告例では，年齢とともに光線過敏症状は改善され
ている．本病型については，今後の検討を要する
であろう．

注目すべき合併症：ビタミン D 欠乏症

EPP の合併症として，肝疾患，鉄欠乏性貧血な
どが知られているが，近年，血清ビタミン D の減
少に注目した論文が散見される．

Holme ら[10]は，英国の EPP 患者 201 例につい
て，血中 25-ヒドロキシビタミン D 濃度を測定し
た結果，126 例(63%)が vitamin D insufficient
(<20 ng/mL)，34 例(17%)が vitamin D deficient
(<10 ng/mL)であったと報告した．さらに，季節
変動を検討した結果，1～2 月のほうが 6～7 月に
比較して，血中 25-ヒドロキシビタミン D 濃度が
低いことを示した．その後，オランダおよびス
ウェーデンの EPP 患者においても血中 25-ヒドロ
キシビタミン D 濃度の低下例が報告されている．
次いで Biewenga ら[11]は，オランダの EPP 患者 44
例について骨密度を測定した結果，36%に骨減少
症，23%に骨粗鬆症が見いだされたと報告した．
EPP の治療の基本は遮光であることから，厳密な
遮光の結果，ビタミン D 欠乏症を起こし，骨密度
の減少につながっている可能性が指摘されている．

以上は，いずれもヨーロッパからの報告である
が，我が国で検討した報告はほとんどない．筆者
は，以前勤務していた近畿大学皮膚科外来に通院
している 10 歳代の EPP 患者 6 例について，血中
25-ヒドロキシビタミン D_3 濃度を測定した結果，
6 名中 1 名が 8.0 ng/mL(基準値は 9.0～33.9)と
軽度の低下を示していた．

活性型ビタミン D_3($1\alpha, 25$-ジヒドロキシビタミ
ン D_3)の生成において，皮膚などで生成されて蓄
積された 7-デヒドロコレステロール(プロビタミ
ン D_3)が紫外線によりプレビタミン D_3 に変化する
という過程が必要であるが，ここで必要な紫外線
は 300 nm 前後の中波長紫外線である．したがっ

て，EPP の症状軽減を目的として 400 nm 前後の
光線を選択的に遮光しても，皮膚におけるビタミ
ン D の生成に影響しないことになるが，実際は，
広い波長域を遮断するサンスクリーンや衣服によ
る遮光を行うために，皮膚におけるビタミン D 合
成が抑制されると思われる．

EPP の治療とビタミン D 欠乏症，さらには骨粗
鬆症との関連については，今後の検討課題と考え
られる．

手術時の遮光について

手術時に用いられる光源は 405 nm 付近の光を
含むため，手術中の光曝露により，肝障害を起こ
したとする症例が報告されている．McGuire ら[12]
は，EPP 患者に対して肝移植を行った後，急性肝
不全，神経障害を起こした．原因は，術中の強い
照明と推測された．同様の症例を蓄積して，Wah-
lin ら[13]は，EPP 患者に対して行う外科手術(特に
内臓手術)や内視鏡検査では，380～420 nm の光を
遮断するフィルタを用いるべきであると述べてい
る．本邦でも近年，長時間を要する手術や腹腔鏡
手術などの際に，光源に作用波長を減弱する遮光
フィルムを用いて行われるようになっている．

治　療

1．従来の治療

基本的かつ最も有効な治療法は，徹底的な遮光
である．具体的には，直射日光の曝露を避けるこ
とと，外出時にはサンスクリーンの塗布，衣服や
帽子などを用いる．作用波長が 405 nm 付近にあ
るため，日常用いられるサンスクリーンの効果は
限定的であり，酸化亜鉛や酸化鉄などの紫外線散
乱剤を含むサンスクリーンが望ましい．

欧米では，光線過敏症状に対して β-カロテンの
内服がしばしば行われている．しかし，本邦で β-
カロテンは食品添加物としては使用されている
が，医薬品としては認可されていない．

肝障害に対する保存的な対症療法には，胆汁の
流れを改善する目的でウルソデオキシコール酸，

血中の PP を減らす目的でコレスチラミン，活性炭，シメチジンなどの内服などがある．重症の肝硬変を伴った EPP 患者に対して血漿交換，肝移植や骨髄移植が行われたという報告例がある．

2．アファメラノチド（afamelanotide）

アファメラノチドは α メラノサイト刺激ホルモンアナログであり，メラノコルチン 1 受容体作動薬として作用する．色素沈着誘発薬に分類される．本剤は上前腸骨稜の皮下に植え込み，薬剤が徐放されることにより作用する．開発試験では，アファメラノチド 16 mg の皮下植え込みに関する多施設共同無作為化二重盲検プラセボ対照試験が 2 件実施されている[14]．試験では，欧州連合の患者（74 例）と米国の患者（94 例）を，60 日ごとにアファメラノチドの皮下植え込みを行う群と，プラセボの皮下植え込みを行う群に 1：1 の割合で無作為に割り付けられた．本試験における主要有効性評価項目は，疼痛を伴わない直射日光曝露時間数とされ，観察期間は，欧州連合の患者群は 270 日間，米国の患者群では 180 日間とされた．その結果，米国の試験では，6 か月後の疼痛を伴わない曝露時間はアファメラノチド群のほうがプラセボ群よりも長かった（中央値：アファメラノチド群 69.4 時間 対 プラセボ群 40.8 時間，$P=0.04$）．欧州連合の試験においても，9 か月後の疼痛を伴わない曝露時間はアファメラノチド群のほうが長く（中央値：6.0 時間 対 0.8 時間，$P=0.005$），いずれの試験でも，アファメラノチド療法により患者の生活の質が改善した．有害事象は大半が軽度であり，重篤な有害事象は，試験薬と関連するものとは考えられなかった．以上の成績より，EPP 患者に対するアファメラノチドの副作用と有害事象プロファイルは忍容可能であり，疼痛を伴わない日光曝露時間が延長し，さらに生活の質が改善したと報告された．本剤は 2019 年に欧米で発売され，使用されている．

3．臨床開発試験の動向

アファメラノチドに次いで，同じく選択的メラノコルチン 1 受容体作動薬の内服薬である MT-7117（一般名：dersimelagon）の開発が進められている．本剤も，色素沈着誘発薬として作用する薬剤であり，EPP 患者が日光曝露を受けたときに生じる灼熱感や疼痛を軽減することが目的とされる．MT-7117 の第 2 相試験（ENDEAVOR 試験）における，主要評価項目である試験開始後 16 週時点での日の出後 1 時間～日没前 1 時間までの日光曝露による疼痛や灼熱感などの前駆症状が発現するまでの平均時間が，プラセボ群と比較して，MT-7117 100 mg 群（53.8 分/日，$P<0.008$）および 300 mg 群（62.5 分/日，$P<0.003$）で有意に延長することが示された．また，MT-7117 の安全性ならびに忍容性はおおむね良好であることも確認された．現在，我が国を含む国際共同第 3 相臨床試験が 2020 年 6 月に開始され，進行している．今後の試験成績の公開が待たれる．

おわりに

EPP は，光線過敏症状を示してから診断確定までに数年，ときには 20 年以上要したという報告もある．過去には，診断確定が遅れ，その間に肝障害が進行し，不幸な転帰をとった症例も報告されており，早期診断が求められる．

さらに EPP 患者は，毎日の生活のなかで遮光を求められるために，生活の質の低下が著しい．一方，疾患の認知度が低いために，周囲の理解を得にくく，社会的に辛い思いをしている患者がほとんどである．

EPP に関して，医療関係者ならびに一般への啓蒙活動が望まれるとともに，生活の質を改善させる治療法の開発が期待される．

文　献

1）中野　創：【多様化する光線過敏症】ヘム合成経路とポルフィリン症．*MB Derma*，**191**：25-30，2012．
2）川原　繁：骨髄性プロトポルフィリン症．小児科，**53**：721-728，2012．

3）Gouya L, Puy H, Lamoril J, et al：Inheritance in erythropoietic protoporphyria：a common wild-type ferrochelatase alleic variant with low expression accounts for clinical manifestations. *Blood*, **193**：2104-2110, 1999.

4）Nakano H, Nakano A, Toyomaki Y, et al：Novel ferrochelatase mutations in Japanese patients with erythropoietic protoporphyria：high frequency of the splice site modulator IVS3-48C polymorphism in the Japanese population. *J Invest Dermatol*, **126**：2717-2719, 2006.

5）Yien YY, Ducamp S, van der Vorm LN, et al：Mutation in human *CLPX* elevates levels of δ-aminolevulinate synthase and protoporphyrin IX to promote erythropoietic protoporphyria. *Proc Natl Acad Sci U S A*, **114**：E8045-E8052, 2017.

6）Aplin C, Whatley SD, Thompson P, et al：Late-onset erythropoietic porphyria caused by a chromosome 18q deletion in erythroid cells. *J Invest Dermatol*, **117**：1647-1649, 2001.

7）Whatley SD, Ducamp S, Gouya L, et al：C-terminal deletions in the ALAS2 gene lead to gain of function and cause X-linked dominant protoporphyria without anemia or iron overload. *Am J Hum Genet*, **83**：408-414, 2008.

8）Ninomiya Y, Kokunai Y, Tanizaki H, et al：X-linked dominant protoporphyria：The first reported Japanese case. *J Dermatol*, **43**：414-418, 2016.

9）Mizawa M, Makino T, Nakano H, et al：Incomplete erythropoietic protoporphyria caused by a splice site modulator homozygous IVS3-48C polymorphism in the ferrochelatase gene. *Br J Dermatol*, **174**：172-175, 2016.

10）Holme SA, Anstey AV, Badminton MN, et al：Serum 25-hydroxyvitamin D in erythropoietic protoporphyria. *Br J Dermatol*, **159**：211-213, 2008.

11）Biewenga M, Matawlie RHS, Friesema ECH, et al：Osteoporosis in patients with erythropoietic protoporphyria. *Br J Dermatol*, **177**：1693-1698, 2017.

12）McGuire BM, Bonkovsky HL, Carithers RL Jr, et al：Liver transplantation for erythropoietic protoporphyria liver disease. *Liver Transpl*, **11**：1590-1596, 2005.

13）Wahlin S, Srikanthan N, Hamre B, et al：Protection from phototoxic injury during surgery and endoscopy in erythropoietic protoporphyria. *Liver Transpl*, **14**：1340-1346, 2008.

14）Langendonk JG, Balwani M, Anderson KE, et al：Afamelanotide for Erythropoietic Protoporphyria. *N Engl J Med*, **373**：48-59, 2015.

MB Derma, 315：57-63, 2021.

◆特集／光による皮膚トラブル—光線過敏症から光老化まで—

色素性乾皮症—疫学調査と症例から学ぶ—

中野英司*　　錦織千佳子**

Key words：色素性乾皮症(xeroderma pigmentosum)，サンバーン増強型(exaggerated sunburn reaction type)，色素異常型(abnormal pigmentary change type)，皮膚がん(skin cancers)，神経症状(neurological symptoms)

Abstract　色素性乾皮症は稀ではあるものの，日本では比較的頻度が高く，日常診療でも遭遇する可能性がある光線過敏症である．神経症状を合併し皮膚症状も重症であるA群が半数以上を占めるが，皮膚症状のみであるバリアント型が3割程度みられる．皮膚症状はサンバーン増強型と色素異常型に分類され，A群はサンバーン増強型で生後数か月から比較的若年で気づかれることが多いが，バリアント型は色素異常型で皮膚がんを契機に診断されることが多い．サンバーン増強型では最少紅斑量の低下や紅斑反応の遷延がみられるため光線照射試験が有用であるが，色素異常型では正常であるために注意を要する．診断を確定することで遮光の徹底，皮膚がんの予防が可能となるため，正確な診断は有用である．本稿では疫学調査結果や典型的な症例を供覧し，診断や診療上の注意点について述べる．

はじめに

　色素性乾皮症(xeroderma pigmentosum；以下，XP)は常染色体劣性(潜性)遺伝性疾患で，紫外線によって著明な日光皮膚炎や雀卵斑様の小色素斑が増加する皮膚症状，角膜や結膜障害などの眼症状，原因不明で進行性神経変性に伴う神経症状を呈する[1]．XPは，欧米では100万人当たり数人の発症頻度で稀な疾患とされる[2]が，本邦では2.2万人に1人で保因者は数十人に1人とされ，欧米と比較すると，非常に稀な疾患というわけではない[3]．著明な日光皮膚炎症状や年齢不相応な光老化，露光部の皮膚悪性腫瘍が多発する場合などはXPも鑑別に考える必要がある．最近の疫学調査結果とともに実際の症例を通じて診療上の注意点について述べたい．

概　説(表1)

1．病　因

　XPは紫外線によるDNA損傷の修復機構が障害される疾患である．紫外線によるDNA損傷はヌクレオチド除去修復という機構によって修復されるが，修復に関わる因子は30種類以上同定されており，そのうちのXPA，XPB，XPC，XPD，XPE，XPF，XPGのいずれかが障害されるとXP(それぞれXP-A〜G)を発症する．また，DNA複製において，鋳型となるDNAに損傷があれば，DNA合成はそこで停止してしまう．その際に特殊なDNAポリメラーゼが損傷部を乗り越えて複製を行う．これを損傷乗り越え複製といい，それを担うDNAポリメラーゼの一種であるPOLHが障害されるとXPバリアント(以下，XP-V)を発症する[4]．

2．症　状

　XPは皮膚症状のみの病型と神経症状を合併する病型があり，原因遺伝子や遺伝子変異部位によって症状が異なる．例えばXP-Aではほぼ全例

* Eiji NAKANO，〒650-0017 神戸市中央区楠町7-5-1　神戸大学医学部皮膚科学教室，助教
** Chikako NISHIGORI，同，名誉教授

表 1. XP の疫学，臨床症状，原因遺伝子
（頻度は文献 1，4，10 より引用）

病型	頻度(%)			皮膚症状	神経症状	原因遺伝子
	全世界	2010 年	2016 年			
A	29.4	62.0	52.7	サンバーン増強	++	XPA
B	0.5	0	0	サンバーン増強	-~++	XPB/ERCC3
C	27.3	0.9	2.7	色素異常	-	XPC
D	15.0	8.3	7.3	サンバーン増強	-~++	XPD/ERCC2
E	1.1	0	0.7	色素異常	-	DDB2
F	1.6	2.8	4.0	サンバーン増強	-~+	XPF
G	1.1	0	2.0	サンバーン増強	-~++	ERCC5
V	24.1	26.0	30.6	色素異常	-	POLH

に神経症状がみられるが，XP-V では神経症状は合併しない．また，XP-D では欧米で頻度の高い遺伝子変異を持つ患者は神経症状を合併するが，本邦の患者では神経症状の合併は少ない．このように遺伝子変異のタイプと臨床症状に相関（遺伝子型・表現型相関）がみられる．

XP の皮膚症状はサンバーン増強型と色素異常型の 2 つの型に分類される[5]．サンバーン増強型は，通常では反応が起きない程度の少量，短時間の紫外線曝露によって強い日焼け反応を生じ，症状が遷延する．サンバーンを繰り返すうちに色素斑が多発してくる．色素異常型では上記のような異常な日焼け反応を起こさないまま色素斑が多発し，露光部皮膚の光老化が進行する．どちらのタイプでも遮光が不十分であれば，若年から露光部に皮膚悪性腫瘍を生じる．

神経症状は原因遺伝子によって進行の速度は異なるが，進行性の中枢性と末梢性の神経変性によって生じる．XP-A では平均的な発達よりやや遅れるものの，6 歳ごろまでは年齢相応の発達を示す．その後，小学生の間に聴力低下や末梢神経の感覚障害が進み，10 代になると歩行機能の低下がみられる．20 歳までに聴覚消失，発語困難，寝たきりとなり，気管切開/喉頭気管分離術が必要になることが多い．

3．検査・診断

典型的な症状を認め，遺伝学的検査で病的変異が同定される場合，あるいは症状に加え患者細胞を用いた検査で紫外線への高感受性や紫外線照射後の DNA 修復能の障害が証明された場合に診断確定となる．また，ポルフィリン症などの光線過敏症をきたす疾患や遺伝性対側性色素異常症などの色素異常をきたす疾患を鑑別する．

サンバーン増強型が疑われる場合には broad band-UVB を用いた光線照射試験が有用である．典型的な XP-A の症状があり，経過から明らかな場合は必ずしも実施する必要はないが，サンバーン増強型の XP では最少紅斑量の低下と紅斑反応の遷延がみられ，反応が数日持続する．光線照射試験でそのような異常な反応がみられた場合は，サンバーン増強型の XP が強く疑われる．一方で色素異常型では最少紅斑量も紅斑反応の経過も正常であるため，光線照射試験で異常を認めなかったからといって XP を否定できるわけではない．

患者細胞を用いた検査は 2021 年 7 月現在，研究室レベルでしか実施されておらず，専門機関への依頼が必要となる．患者皮膚から樹立した線維芽細胞を用いて，紫外線への感受性や紫外線照射後の DNA 修復能を評価したり，XP 遺伝子の導入によって DNA 修復能が回復するかを検討して XP の病型を決定する．

色素性乾皮症の遺伝学的検査は保険収載されているものの，検査会社などで全 XP 遺伝子の遺伝学的検査を網羅的に行えるわけではない．臨床症状や上記検査所見などから病型を絞り込んだうえで解析を行う必要がある．

4．治療・対策

遺伝性疾患である本疾患を根治させる治療法

は，いまだ開発されていない．皮膚症状に関しては遮光を徹底することによって予防が可能である．遮光は生涯を通じた厳重な紫外線防御が必要となる．サンスクリーン剤の塗布や衣服，帽子，眼鏡などによって直接的な紫外線曝露を減らし，また自宅や学校などの屋内や移動の車などでも窓ガラスに UV カットフィルム，遮光カーテンを使用して，紫外線へ曝露する機会や量を減らす工夫が重要である．

皮膚がんは早期発見，早期治療が原則で，XP-A では入院や全身麻酔を契機に ADL の低下することがあるため，全身麻酔が必要となる前の段階で，局所麻酔や通院で可能な範囲での治療が望ましい．切除した病変周囲にも皮膚がんを認めることが多く，多発することから十分な切除マージンを確保することが難しいこともある．そのため，病変が明らかに残存しない程度の縮小マージンで切除することも多い．また，遠隔転移を伴うような進行期病変に対して化学療法を行う際には注意が必要である．シスプラチンなどの白金製剤は DNA 鎖間架橋作用があるが，このタイプの DNA 損傷にもヌクレオチド除去修復が関わっており，XP 患者に対して白金製剤を使用した場合に重篤な有害事象が起こることが報告されている[6]．一方で，免疫チェックポイント阻害薬は遺伝子変異量が多いがんに有効であることが報告されており[7]，XP における皮膚がんにも有効性が期待される[8]．一度皮膚がんを生じた患者は，その後も高率に皮膚がんを発症するため，受診間隔を短めに設定して露光部の皮膚の診察を密に行い，皮膚がんの早期発見に注力する．

神経症状は神経変性によるものではあるが，その発症機序がまだ明確になっておらず治療法も確立されていない．XP-A では 6 歳ごろをピークとした発達がみられるため，早期より療育を行って身体機能や社会性の発達を促し，それをなるべく維持させることが望ましい．聴力低下に対しては症状が顕在化する前から定期的に聴力評価を行うことで，会話や社会性の維持に役立つ．筋力低下，関節拘縮が進行してくるため，リハビリテーションを行うことで筋力の維持や日常生活動作の向上を目指す．

疫学調査

希少疾患や難治性疾患は病態や病状，患者数や症状などの情報が十分でないものもあり，疫学調査によって解明されることも多い．また，定期的に実施することによって疾患の自然史や経過，動向を把握することもできる．XP の大規模な疫学調査は 1988 年に実施されたもの[9]があり，近年では 2010 年[10]，2013 年[11]，2016 年[4]と 3 年ごとにも実施することで，長期的な変化と短期的な動向について報告されてきた．2010〜2016 年の全国調査のまとめと 1988 年の調査とを比較し，短期的な変化と長期的な変化について述べておきたい．

1．これまでの疫学調査のまとめ（表 1）

2010〜2016 年までの調査では，主に皮膚科を対象に調査を行ってきた．この期間内である 2012 年度には，XP の遺伝学的検査が保険適用となった．実施できる施設が限られているとはいえ，2010 年の調査では 103/211（48.8%）であったグループ未確定例が 2016 年の調査では 23/170（13.5%）と減少しているのは，遺伝学的検査が保険でできるようになったためと考えられる．ただし，年齢分布やグループの割合などをみると，この短期間で両者に差はなく，どちらの調査も XP 患者の状況を把握できていると思われる．

いずれの調査でも本邦の XP 患者で最多は XP-A であり，半数以上を占めている．次に約 3 割が XP-V，次いで XP-D が約 1 割程度となっている．年齢分布では 10 代と 60 代にピークを持つ二峰性の分布を示す．これはそのまま XP-A と XP-V の分布を示しており，10 代の患者では神経症状合併の頻度が高く，60 代の患者では皮膚がんの合併頻度が高い（図 1）．

2．皮膚がんの合併（表 2）

皮膚がんの発症頻度は短期間で変化するものではないが，1988 年の報告と比較すると，頻度には

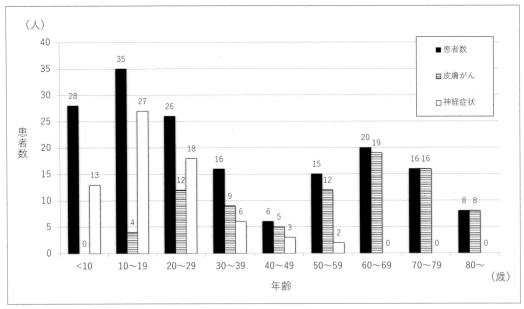

図 1. 患者年齢分布と皮膚がん，神経症状合併患者数（2016 年度全国調査）

表 2. XP の皮膚がん合併頻度と平均初発年齢
（1988 年のデータは文献 9 より，2016 年のデータは文献 4 より引用）
各グループ内での皮膚がん合併頻度および平均初発年齢を示す．

病型		皮膚がん合併頻度(%)	BCC		SCC		MM	
			頻度(%)	初発年齢(歳)	頻度(%)	初発年齢(歳)	頻度(%)	初発年齢(歳)
A	1988 年	34	29	9.3	17	8.2	4	7.5
A	2016 年	25	20	16.5	3	17.0	3	19.0
D	1988 年	67	33	44.0	44	42.5	0	
D	2016 年	45	36	43.8	9	55.0	0	
V	1988 年	46	33	41.5	16	42.0	10	46.8
V	2016 年	80	63	47.8	30	58.6	24	50.5

BCC : basal cell carcinoma, SCC : squamous cell carcinoma, MM : malignant melanoma

差がみられており，グループによって傾向が異なっていた．XP-A では以前の報告よりも皮膚がんを合併する頻度が低下し，皮膚がんの平均初発年齢も上昇していた．これは疾患概念や遮光の重要性が周知されてきたためと考えられる．一方で，XP-V では皮膚がんの合併頻度は上昇していたものの，皮膚がんの平均初発年齢の上昇がみられた．頻度が上昇した原因としては，XP-V では皮膚がんを契機に診断される機会が多いことと，診断技術が進み未診断患者の拾い上げが進んだことが考えられる．初発年齢の上昇の要因としては，紫外線の皮膚への影響が認知されたことや遮光に対する社会的な意識が高まったことが挙げられる．

XP-A において診断時期と皮膚がんの発症との関連について検討したところ，1 歳を超えて診断された患者において皮膚がんの発症が多い傾向がみられた．例えば 2016 年の調査でみてみると，1 歳以内で診断された患者 31 人中，皮膚がんの合併は 3 人であったのに対し，1 歳を超えて診断された 48 人のうち，17 人が皮膚がんを発症していた．基底細胞癌の平均初発年齢も前者では 21.3 歳，後者で 15.4 歳であり，早期に診断した患者では皮膚がん発症の減少，初発年齢の上昇がみられた．ただし，XP の早期診断が可能となってまだ間もないため，1 歳以内で診断された患者には若年者が多く，今後もこの傾向が持続するのか長期

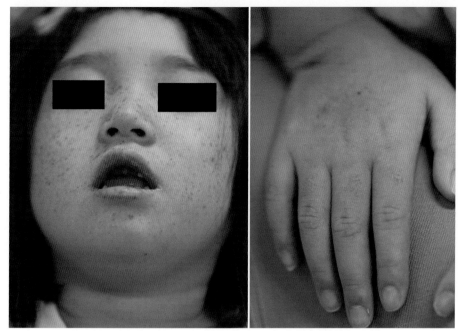

図 2. 症例1(5歳, 女児)の初診時臨床像
5歳時ではあるが, 既に顔面に大きさ, 色調の不均一な色素斑が多発している.
口唇や手背にも同様の色素斑がみられる.

的なフォローアップが必要である. しかし日常診療において, XPと診断が確定することで, 患者や保護者を中心とした患者に関わる人々の遮光に対する意識が変容し, 厳密な対策をとるようになることは, しばしば経験される. つまりXPを早期に診断することで遮光の徹底につながり, 皮膚がんの発症を予防できると考えられる.

症例供覧

典型的な症例を供覧する. 症例を通じて実際のXP診療における注意点についても触れておきたい.

<症例1>5歳, 女児

生後3か月より顔面を中心に露光部が日焼けしやすいこと, 目の充血があることに母親が気づいた. 露光部に著明な発赤をきたし, 数日持続して水疱を形成したことがある. 近医皮膚科を受診し光線過敏症が疑われたが光線照射試験は行わず, 帽子や日焼け止めを用いた遮光で対応していた. 1歳より鼻根部, 手背に色素斑が出現し徐々に増加, 拡大したため, 3歳時に大学病院皮膚科を受診. 経過観察されたが色素斑の増加が続いており, XPが疑われて当院を紹介された. 保育園で

は帽子と日焼け止め, UVカットの長袖を着用したうえで30分～1時間程度, 園庭で遊んでいる. 身長や体重は平均ではあるが, 言葉の遅れを指摘されている. 運動には問題を認めないが, やや転びやすい. 両親, 同胞に同症状はなく, 両親は血族結婚ではない.

当院初診時, 両頬部, 鼻根から鼻背, 下顎にかけて粟粒大から半米粒大の色素斑を多数認めた. 色調は淡褐色から茶褐色, 黒褐色のものまで様々であり, 口唇, 耳介, 手背にも色素斑が散見された(図2).

臨床経過, 皮膚症状よりサンバーン増強型XPを疑い, 患者皮膚より線維芽細胞を樹立した. 紫外線照射後の不定期DNA合成能は健常コントロールの5.68%と著明に低下しており, 遺伝学的検査で XPA 遺伝子に IVS3-1G>C のホモ変異を認め XP-A と診断した.

<症例2>70歳, 男性

子どものころより露光部の色素斑が多いことを自覚していたが, 異常な日焼け反応は自覚しておらず, 特に遮光は行っていなかった. 旅行やレジャーなどの外出や日光曝露の機会も多く, 色素

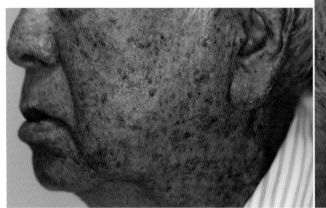
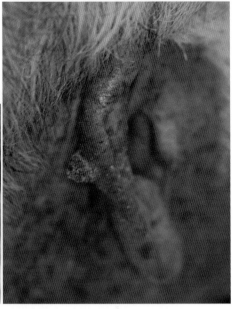

図 3. 症例 2(70 歳，男性)の臨床像
露光部全体に色素沈着を認め，大小不揃いで色調も不均一な色素斑が多発している．
右耳介には急速に増大する腫瘍を認めた．

斑が徐々に増加してきた．40 歳時，近医皮膚科にて臨床症状より XP を疑われ当院に紹介された．仕事の都合上，通院が困難であり精査ができず経過観察していた．45 歳時，顔面，頸部，前腕に多発する皮疹を主訴に再診．日光角化症，基底細胞癌，悪性黒子が多発しており，それぞれ切除した．

臨床症状より XP-V を疑った．光線照射試験では最少紅斑量の低下は認めず，紫外線照射後の不定期 DNA 合成能は健常コントロールの 96.27% であり，ヌクレオチド除去修復は保たれていることが示唆された．遺伝学的検査で *POLH* 遺伝子に c.725C>G のホモ変異を認め，XP-V と診断した．

その後も露光部に皮膚がんが多発しており，適宜切除を繰り返していた．1 か月前より右耳介に急速に増大する腫瘍を認めたため予約外受診した．顔面にはびまん性の色素沈着があり，大きさや色調の不揃いな褐色斑や黒色斑が多数みられており，一部にはびらん，痂皮を付着するものも混在していた．右耳介には表面に痂皮を付着するドーム状に隆起する腫瘍を認めた(図 3)．速やかに手術を計画し，露光部に散在する日光角化症や基底細胞癌を疑う病変とともに切除した．右耳介の腫瘍は有棘細胞癌であった．

症例 1 はサンバーンの増強，やや遅れるものの正常に近い発達がみられているなど，典型的な XP-A の臨床経過ではあるが，診断確定が 5 歳と，近年にしては遅くなってしまった症例である．家族も光線過敏について気づいており，診察医も光線過敏は把握していたようで，一般的な遮光をしていたものの，XP の皮膚症状を予防できるほどの徹底はできていなかった．数日持続する，あるいは水疱形成などの強い日焼け反応をみた場合には XP を鑑別に挙げる必要がある．口唇や耳介などの雀卵斑が，通常ではみられない部位に色素斑が出現することも XP でみられる所見である．また，サンバーン増強型であれば光線照射試験が診断の一助になることも認識しておく．XP の診断が確定すれば厳密な遮光が可能となるが，本症例では既に色素斑が多発しており，今後は皮膚がんの発生に注意が必要である．遮光の徹底と，皮膚がんが出現するまでは年 2 回程度，出現してからは 3 か月に 1 回以上の皮膚症状の診察をするように指示した．今後，聴力低下や関節拘縮が出現，進行してくることが予想されるため，早めの検査やリハビリテーションを心掛けるように説明した．

症例 2 はサンバーンの増強がないため，患者本

人は光線過敏を認識しておらず，遮光をすることもなく長期間，大量に紫外線曝露を繰り返してしまったXP-Vである．露光部には大きさや色調が不均一な色素斑が多数みられており，全体的に色素沈着も高度にみられている．XPと診断確定後も，遮光が十分でなく紫外線曝露の機会は多く，このように光老化が進行する場合もある．本症例のように高齢で診断がついた場合や男性では，これまでの生活習慣の変更，遮光の徹底が難しいことがある．そのような場合は繰り返し説明しつつ，少しずつでも遮光ができるように達成が可能な範囲での遮光を促していく．日光角化症に対してはイミキモドや5-FUの外用で，ある程度抑制できるものの，皮膚がんは随時出現してくる．2，3か月ごとに皮膚がんのチェックを行っているが，前回は認めなかった部位に急激に増大してくる腫瘍を伴うこともあり，そのような場合は予約まで待たずに早めに再来すること，あるいは定期的にセルフチェックすることなどを，あらかじめ説明しておく必要がある．

おわりに

XPの診断はいまだ簡単にできるとは言い難いものの，診断をすることによって皮膚がんを予防できる，今後出現すると予想される神経症状にあらかじめ備えておくことができるといったメリットがある．患者や家族のためにも正確に診断をすべきではあるが，まずは症状からXPを疑うことが必要である．一般的に症状が目立ちやすいサンバーン増強型は早めに診断がつくことが多いものの，症例1のようになかなか診断がつかない症例もまだ多くあると思われる．典型的な経過ではなくても，皮疹の性状や分布から鑑別に挙げ，光線照射試験などのさらなる検査を検討する．XPの診断が確定した後は，いずれのタイプのXPでも皮膚がんについては常に念頭に置いて診療にあたる．そして，患者や家族と情報共有をしておき，今後出てくる症状とその対策などをあらかじめ相談しておくことが重要である．

文 献

1) Kraemer KH, Lee MM, Scotto J：Xeroderma pigmentosum. Cutaneous, ocular, and neurologic abnormalities in 830 published cases. *Arch Dermatol*, **123**(2)：241-250, 1987.

2) Kleijer WJ, Laugel V, Berneburg M, et al：Incidence of DNA repair deficiency disorders in western Europe：Xeroderma pigmentosum, Cockayne syndrome and trichothiodystrophy. *DNA Repair*(Amst), **7**(5)：744-750, 2008.

3) Hirai Y, Kodama Y, Moriwaki S, et al：Heterozygous individuals bearing a founder mutation in the XPA DNA repair gene comprise nearly 1% of the Japanese population. *Mutat Res*, **601**(1-2)：171-178, 2006.

4) Nishigori C, Nakano E, Masaki T, et al：Characteristics of Xeroderma Pigmentosum in Japan：Lessons From Two Clinical Surveys and Measures for Patient Care. *Photochem Photobiol*, **95**(1)：140-153, 2019.

5) 森脇真一，苅田典生，林　雅晴ほか：色素性乾皮症ガイドライン．日皮会誌，**125**(11)：2013-2022，2015.

6) Sumiyoshi M, Soda H, Sadanaga N, et al：Alert Regarding Cisplatin-induced Severe Adverse Events in Cancer Patients with Xeroderma Pigmentosum. *Intern Med*, **56**(8)：979-982, 2017.

7) Yarchoan M, Hopkins A, Jaffee EM：Tumor Mutational Burden and Response Rate to PD-1 Inhibition. *N Engl J Med*, **377**(25)：2500-2501, 2017.

8) Salomon G, Maza A, Boulinguez S, et al：Pembrolizumab treatment of a patient with xeroderma pigmentosum with disseminated melanoma and multiple nonmelanoma skin cancers. *Br J Dermatol*, **178**(5)：11199-11203, 2018.

9) 佐藤吉昭，錦織千佳子：わが国の色素性乾皮症の現況．皮膚病診療，**10**(1)：22-27，1988.

10) 中野英司，錦織千佳子：光老化のモデルとしての色素性乾皮症．医学のあゆみ，**248**(8)：577-581，2014.

11) Nakano E, Masaki T, Kanda F, et al：The present status of xeroderma pigmentosum in Japan and a tentative severity classification scale. *Exp Dermatol*, **25**(Suppl 3)：28-33, 2016.

MB Derma, 315：64-70, 2021.

◆特集／光による皮膚トラブル—光線過敏症から光老化まで—

光接触皮膚炎と薬剤性光線過敏症—最近の動向—

小野竜輔*

Key words：光線過敏型薬疹(drug-induced photosensitivity)，光接触皮膚炎(photocontact dermatitis)，光線テスト(photo test)，光パッチテスト(photo patch test)，ケトプロフェン(ketoprofen)

Abstract 薬剤性光線過敏症，光接触皮膚炎は，薬疹のなかでは比較的稀であるが，成人の光線過敏症のなかでは頻度の高い疾患である．処方される薬剤のうち，半数以上が光線過敏症を生じ得る光増感剤としての性質を持つと指摘されていることや，高齢者の内服薬の数が増加している傾向にあることから，近年の光線過敏症発症のリスクは年々高まっているといえる．光線過敏型薬疹は薬剤の流行り廃りにより，原因薬は変遷している．最近では利尿薬であるヒドロクロロチアジド配合薬によるものや，ダブラフェニブによるものが報告されている．以前より光接触皮膚炎を生じるものとして有名なケトプロフェンは，現在でもその処方量は多く，いまだに臨床で遭遇する頻度は高い．治療は紫外線と薬剤の両方を適切に回避する必要があるが，共通の構造を持つほかのNSAIDsやサンスクリーン剤，植物由来成分と交叉反応をすることから，患者にはそれらの使用についても注意喚起を行う必要がある．

光線過敏症の発症機序

　光線過敏型薬疹，光接触皮膚炎を理解するうえで，光毒性反応と光アレルギー反応を区別して考えることは重要である．光子エネルギーを吸収する性質がある物質をクロモフォアと呼ぶが，多くの薬剤がクロモフォアの性質を持つ．クロモフォアである薬剤が光エネルギーを吸収すると，物質がエネルギーを蓄えた状態となり，すなわちエネルギー準位が上昇し，物質が化学反応しやすい励起状態に遷移する．励起状態となった物質はエネルギーを放出してエネルギー準位の低い基底状態に戻るが，そのときに近傍のタンパク質と化学反応(光化学反応)を生じたり，活性酸素を発生させる．光毒性反応は，このときの化学反応や活性酸素により直接的に生体分子や細胞小器官が損傷し

たりすることで生じる反応である．十分量の原因物質と活性化に必要な十分量の作用波長の光線により誰にでも起こる反応で，感作を必要とせず初回の反応でも生じ得る．臨床的な治療として確立されているphotodynamic therapy(PDT)は，光毒性反応を利用した治療法である．5-アミノレブリン酸などの光感作物質を腫瘍に選択的に取り込ませた後，その部分に光源プローブを用いて吸収波長を照射し，腫瘍細胞内に活性酸素を発生させることで腫瘍を崩壊させ，治療している．

　一方で光アレルギー反応は，光化学反応により新たに生じた物質に対してアレルギー反応が惹起される現象である．通常のアレルギー反応と同様に感作を必要とするため，発症は個体の免疫反応に依存する．光アレルギーの原因となる物質は光ハプテンとプロハプテンに分類され，前者は光化学反応によってハプテンに変化するもの，後者は光化学反応によって近傍の蛋白と共有結合し，抗原性を獲得するものである．光毒性反応と光アレ

* Ryusuke ONO，〒650-0017 神戸市中央区楠町7-5-1　神戸大学大学院医学研究科内科系講座皮膚科学分野，講師

表 1. 光毒性反応と光アレルギー反応の臨床的相違点
（文献 1 より引用，一部改変）

	光毒性反応	光アレルギー反応
臨床像	サンバーン様	多様（湿疹様反応が多い）
被覆部の病変	なし	あり
反応に要する薬剤濃度	高い	低い
反応に要する曝露量	多い	少ない
感作期間	なし	あり
投与中止後の経過	すぐに軽快	持続
遠隔部位の再燃	なし	あり
Persistent light reaction の発生	なし	あり
薬剤間の交叉反応	なし	あり

ルギー反応の相違について表1に示す．一般的に，光アレルギー反応を生じる場合は，光毒性反応が同時に生じているために厳密に区別することはできないが，光毒性反応は光・薬物ともに用量依存性であるため，接種した薬物量および曝露した光線の量ともに多く，個体の薬剤の代謝速度が遅い場合に顕著になる．

光線過敏型薬疹，光接触皮膚炎の疫学

光線過敏型薬疹，光接触皮膚炎は，成人の光線過敏症を呈する疾患のなかでは頻度の高い疾患である．本邦の薬疹例を収載した薬疹情報 第 19 版（1980〜2020 年）によると，生薬・健康食品を含む 116 種類の薬剤で光線過敏型薬疹，光接触皮膚炎が報告されている[1]．海外からの報告では，光線過敏型薬疹は薬剤による皮膚の有害事象のおよそ 8％を占めるとされている[2]．ドイツ・オーストラリアの健康保険の処方箋データベースからの集計では，処方される薬剤のおよそ半数近くが光線過敏の症例報告がある，または，光線過敏を生じ得る化学的特性を持つものであったと報告されている[3]．このことからは，潜在的に光線過敏型薬疹を生じ得る薬剤は比較的多く存在しており，光線過敏症を疑った際には薬剤性の可能性について常に念頭に置く必要がある．

原因となる薬剤と物質

光線過敏型薬疹，光接触皮膚炎の原因薬について表 2 に示す．薬疹の患者数は薬剤の処方数に比例するため，時代とともに変遷がみられる．既に販売中止になっているものも多いが，一方で，新規薬剤の皮切りとともに短期間に多くの患者が発生することも少なくない．以前は一部の非ステロイド性消炎鎮痛薬（NSAIDs）であるピロキシカム，ニューキノロン薬のスパルフロキサシンで多く発生していたが，ピロキシカムは内服・坐薬が販売中止され，OTC 外用薬 2 剤のみの販売となり使用頻度が減少し，またスパルフロキサシンは販売中止となったため，本邦ではここ 10 年，新規患

者の報告はない．最近の傾向では，利尿薬のヒドロクロロチアジドの配合薬が続けて上市された影響で，同薬による薬剤性光線過敏症が多く報告されたことは記憶に新しい[4]．また，BRAF 阻害薬であるベムラフェニブ，抗真菌薬のボリコナゾールによる光線過敏症の報告も多く認められるようになっている[5]．一方で，消炎鎮痛の貼付薬として処方されるケトプロフェンや，多くの OTC 薬に止痒薬として含まれる塩酸ジブカインなどの光接触皮膚炎（図 1, 2）は，近年は薬疹としての文献的な報告は少ないものの，しばしば臨床の現場にて診察する機会があり，患者数の減少がそれほどない印象である．薬剤以外に植物，殺虫剤，サンスクリーン剤による光接触皮膚炎も知られている．

診断のポイント

光線過敏症は露光部に一致して出現する紅斑を見極めることが重要である．露出部でも下顎部や上腕の内側は露光が少なく，皮疹を欠くことが多い．皮疹は日光曝露時の服装に左右されるので，皮疹出現時の服装を問診することも重要である．一般に，頬骨部，耳介，下口唇，胸部（V 領域），手背に皮疹を認めることが多い．皮疹の性状は体内の薬剤濃度と光線曝露量に依存する．びらん・水疱を伴う浮腫性紅斑，湿疹様，扁平苔癬様など様々である．急性期の症状が消退した後に白斑黒皮症を生じる例も少なくない（図 3）．

表 2. 光線過敏症の報告のある薬剤（赤字は 3 例以上）

非ステロイド性消炎鎮痛薬	アンピロキシカム	消化器官用薬	アンブロキソール塩酸塩
	ザルトプロフェン		プラウノトール
	チアプロフェン		センノシド
	ナブメトン		メトクロプラミド
	ピロキシカム（内服・外用）	泌尿器用薬	タムスロシン塩酸塩
	ケトプロフェン	**サルファ剤**	ジアフェニルスルホン
中枢神経作用薬	**クロルプロマジン**	ビタミン剤および誘導体	エトレチナート
	ラモトリギン		ピリドキサール
	カルバマゼピン		**ピリドキシン塩酸塩・配合錠**
	アルプラゾラム		アリチア配合錠
	チオリダジン		ノイロビタン配合錠
	プロクロルペラジン		ビタメジン配合錠
	ペルフェナジン	**鉄 剤**	クエン酸第一鉄ナトリウム
	イミプラミン	抗血小板薬	シロスタゾール
	クロミプラミン		プロトポルフィリンニナトリウム
	アミトリプチリン	糖尿病薬	アセトヘキサミド
	ヒドロキシジン		グリクラジド
	フルボキサミン		グリメピリド
	ブロムペリドール		クロルプロパミド
局所麻酔薬	**ジブカイン**		メトホルミン塩酸塩
筋弛緩薬	クロルメザノン		グリミジンナトリウム
	アフロクアロン	生物学的製剤	アダリムマブ
眼科用薬	ジクロフェナミド	**抗肺線維化薬**	**ピルフェニドン**
循環器用薬	キニジン	抗腫瘍薬	**ダカルバジン**
	ピンドロール		**テガフール**
	アミオダロン		ドキシフルリジン
	アプリンジン		フルオロウラシル
利尿薬	クロロチアジド		**テガフールウラシル**
	トリクロルメチアジド		ドセタキセル水和物
	ヒドロクロロチアジド（配合薬含む）		イマチニブメシル酸塩
	メチクロチアジド	抗アンドロゲン薬	**ビカルタミド**
	クロフェナミド		**フルタミド**
	メフルシド	抗ヒスタミン薬	**プロメタジン塩酸塩**
	フロセミド		**メキタジン**
	メトラゾン		クレマスチンフマル酸
降圧薬	カプトプリル		シプロヘプタジン塩酸塩
	シラザプリル	**ホスホジエスタラーゼ阻害薬**	**イブジラスト**
	リシノプリル	抗生物質	アンピシリンナトリウム
	チリソロール		テトラサイクリン
	ドキサゾシン		**ドキシサイクリン**
	トリパミド		**エノキサシン**
	メチクラン		**ロメフロキサシン**
	アムロジピン		シタフロキサシン水和物
	ジルチアゼム塩酸塩		**スパルフロキサシン**
	ニカルジピン		**トスフロキサシントシル酸塩**
	ニフェジピン		レボフロキサシン水和物
高脂血症薬	**フェノフィブラート**		**フレロキサシン**
	アトルバスタチン		**イソニアジド**
	シンバスタチン		**サラゾスルファピリジン**
	プラバスタチン	抗真菌薬	**グリセオフルビン**
	ピリチオキシン		ボリコナゾール

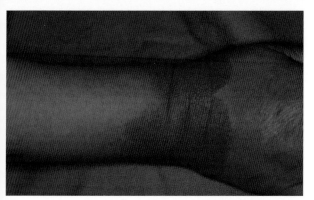

図 1. ケトプロフェンによる光接触皮膚炎
（文献 7 より引用）
ケトプロフェン使用後 2 週間の光線曝露にて
皮疹が生じた.

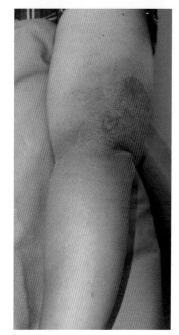

図 2. 塩酸ジブカインにより生じた
光接触皮膚炎

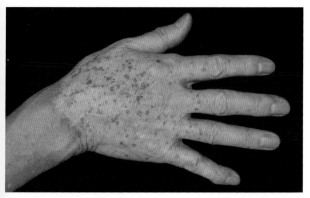

図 3. アロエエキス含有クリームによる光接触皮膚炎後に
生じた白斑黒皮症

光線テスト（図 4）

　光線過敏症のスクリーニング検査としては光線テストを行う．光線テストは UVA と UVB，可視光を照射する．光線過敏型薬疹，光接触皮膚炎を生じる薬剤の吸収波長は UVA 領域が多く，ごく一部のスルファニルアミド，ラニチジンなどで UVB に吸収波長を持つ．可視光のみを吸収波長に持つ薬剤はほとんどないが，日光蕁麻疹などの可視光領域に作用波長を持つ光線過敏性疾患が否定できない場合は合わせて行う．UVB はナローバンド UVB ランプ（フィリップス社製 TL-01）ではなく，広域のブロードバンド UVB ランプ，通称：サンランプ（東芝社製 FL20・SE-30 など）を用いる．ナローバンド UVB ランプは紅斑反応の生じにくい312±1 nm の狭い領域のスペクトラムのみを照射するため，光線過敏の検査には不向き

である．しかしながら，今日，医療用のブロードバンド UVB ランプの製産が終了し，照射機器も老朽化し，UVB の検査が困難となってきている問題があり，今後の代替機器の開発が望まれる．UVB により生じる認識可能な最少の紅斑を生じる量を MED と呼ぶが，日本人の MED は 40〜100 mJ/cm^2 であり，140 mJ/cm^2 では紅斑反応が必ず生じる．当科では 20，40，60，80，100，120，150 mJ/cm^2 を標準として照射している．MED が 40 mJ/cm^2 以下の場合は UVB による光線過敏症を疑うが，サンランプには UVA の波長も含まれるために，評価には UVA に対する反応も参考とする．UVA のスクリーニングには紫外線治療機器に汎用されている UVA ランプ（black light，東芝社製 FL20S・BL/DMR など）を用いる．当科では 6，12 J/cm^2 を照射している．健常人では 12 J/cm^2 を照射しても紅斑は生じず，即時黒化反応のみを生じる．UVA を照射して紅斑が生じる場合は，生体内に何らかのクロモフォアの存在があることを意味する．紅斑反応を生じる最少の UVA 量を MRD（minimal response dose）と呼ぶが，紅斑反応は，光アレルギーの場合は丘疹の集簇や湿疹様の滲出性の紅斑として生じ，光毒性反応が強い場

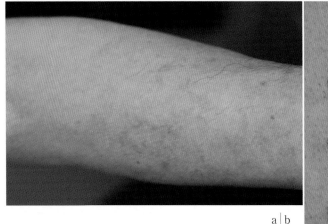

6 J/cm²

12 J/cm²

a | b

図 4.
　a：露光部の前腕伸側の遠位に生じた淡い紅斑
　　（アムロジピンによる光線過敏型薬疹）
　b：光線テスト UVA 12 J/cm² で陽性

合は浮腫性の紅斑で，サンバーンに類似する．可視光の検査は主に日光蕁麻疹を疑う場合に行うが，スクリーニングとして行う場合もある．可視光の照射にはスライドプロジェクターランプ（ハロゲンランプ）を使用する．熱による刺激を避けるため，照射部位（背部など）から30 cm ほど離して15分照射し，判定を行う．いずれの波長の光線テストにも共通することであるが，患者は光線過敏を惹起され得る状態でテストを行うため，目的の照射野以外への光線の誤照射がないように配慮しなければならない．特に UVA 照射は時間を要するために覆布が途中でずれたり，照射野を固定するテープが剝がれることがあるので，厳重にマスキングとカバーを行う．また，光線テストは適切に行わなければ，しばしば偽陰性となる．日本人で UVB を 150 mJ/cm² まで照射した場合に紅斑反応が再現できないことはないため，検査時のエラーがあったと考えるべきである．筆者の経験上は，照射野までの距離が遠い，照射野が光源の中心からずれているなどの原因が多い．局所のステロイドやサンスクリーンの外用，抗ヒスタミン薬，ステロイド，免疫抑制剤の内服も偽陰性の原因となるので，内服は検査の1週間前から，外用は2日前から控えるように指示しておく．

内服照射試験・光パッチテスト

　内服照射試験・光パッチテストは被疑薬を中止し，光線過敏症状が消失した後に行う．被疑薬が不明な場合は，内服中の薬剤の可能な限りの休薬・変更が望ましいが，薬剤の中止による原疾患の悪化が懸念される場合は，薬疹情報[1]などを参考にして疑わしいものから中止を処方医に依頼する．被疑薬の中止後に光線テストの反応が減弱するかをみて休薬の効果を検証するのが最も簡便な方法であるが，薬剤の半減期により陰性までに要する時間が異なるので注意する．皮膚の半減期が長い薬剤の場合は，薬剤中止数日後も光線テストが陽性となる場合がある．また，発症から中止まで期間を要した場合は，薬剤の原因の除去がなされた後も光線過敏症状が持続する persistent light reaction に移行することがあり，注意が必要である．完全に光線テストが陰性となった後に，内服照射試験，光パッチテストを検討する．

　内服照射試験は被疑薬の添付文書を参照し，薬物血中濃度または皮膚への組織移行がピークになるタイミングで UVA を照射する．検査期間中は日光曝露により皮疹が再燃するのを防ぐために，入院のうえ行うことが望ましい．光パッチテストは，同じ系統のパッチテストを2セット準備し，

貼付する．経皮的に吸収の悪い薬剤については偽陰性になることがあり，感度を上げるためにテープストリッピングなどの工夫を行うこともあるが，コントロール側にも同様に行い，ストリッピングによる偽陽性を確認できるようにしておく．貼付から48時間後にパッチを剥離し，1/2 MRD量のUVAを照射する．光接触皮膚炎のみがある場合は，UVA照射を行った被疑薬のみが陽性となり，貼付のみの被疑薬は陰性となる．稀に，接触皮膚炎としても感作されていることがあり，その場合は非照射・照射いずれもが陽性となる．

最近の話題と傾向

1．ケトプロフェンの光接触皮膚炎について

ケトプロフェンはベンゾフェノン骨格を有するNSAIDsで，ケトプロフェンを含む外用薬は，1988年の発売以来，長年にわたり非常に高頻度に使用されてきている．平成26年度の厚生労働省の集計では，消炎鎮痛剤の湿布・外用薬のなかで処方件数が最多であった[5]．使用頻度の増加に伴い，ケトプロフェンによる光接触皮膚炎は増加傾向にあるが，製剤に含まれるケトプロフェン含有量が以前より増量されたことも理由の1つと考えられている．1988年に発売されたモーラス®はケトプロフェン含有量が3 mg/gであったが，1995年に発売されたモーラス®テープは20 mg/gと，およそ7倍の高濃度となっている．もともとケトプロフェンは組織への移行性および残留性が高く，中止後も2週間程度は皮膚内の薬剤の残留が確認されている[6]．そのため，光接触皮膚炎の発症は貼付中や剥離した直後以外にも，湿布を剥離して2〜4週間後の光線曝露でも発症する（図1）[7]．添付文書には剥離後も4週間は，貼付部を日光に当てないように記載されている．治癒後にも光線の曝露のみで容易に再発するため，発症した部位はサポーターなどで3か月ほどの遮光が推奨されている．

さらに，ケトプロフェンは構造的にベンゾフェノン骨格とプロピオン酸で構成されており，同様の構造を持つ薬剤と交叉反応を生じる．本邦および海外でもケトプロフェンによる光接触皮膚炎の既往のある患者で，高脂血症薬であるフェノフィブラートの内服後に同薬の光線過敏型薬疹を生じた例が報告されている[6]．その他，サンスクリーンでベンゾフェノン骨格を持つ，オクトクリレン，オキシベンゾンと交叉反応を示すことから[7]，ケトプロフェンの光接触皮膚炎がある場合に，これらを含むサンスクリーンを塗布することは慎重になるべきである．同様にNSAIDsであるチアプロフェン酸やスプロフェンに対しても交叉反応を示し，最近では柑橘類に含まれるリモネンに対しても交叉反応を示す可能性が示唆されており[8]，注意が必要である．

2．光増感作用のある薬剤の内服による皮膚癌発症のリスク

高齢化社会となり，多くの種類の薬を長期にわたり内服する患者が増えている．多くの内服薬はクロモフォアとしての性質を少なからず持つことから，内服した状態の光線への長期的な曝露は発がんを惹起する可能性が示唆されている[9]．光増感作用のある薬剤の長期的な使用の皮膚癌への影響について，デンマークでの15歳以上の全国民を対象とした前向き研究の報告によると，5年以上長期に内服する薬剤では，メチルドーパ，フロセミドの内服群で基底細胞癌の発症リスクの有意な上昇がみられ，短期間の内服薬ではST合剤，シプロフロキサシン，ケトコナゾール，スルファメトキサゾール，テトラサイクリンでは非使用群と比較して基底細胞癌の発症率の有意な増加が認められた．その他，ヒドロキシクロロキンは悪性黒色腫発生のリスクが上昇し，イソトレチノイン，ドキシサイクリン，スルファメトキサゾールの使用により有棘細胞癌のリスクが増加したと報告されている[2]．この結論を一般的に当てはめるにはスキンタイプの違いや人種の違いを考慮して検討していく必要があるが，ボリコナゾールなど一部の薬剤では光線過敏症に引き続く光発がんが問題となっていることから[10]，他の薬剤でも免疫抑制

などの条件が重なると発がんリスクの上昇が懸念される．今後，注視していく必要があると考える．

文　献

1) 福田英三，福田英嗣(著)：薬疹情報 第19版，福田皮ふ科クリニック，2021.
2) Monteiro AF, Rato M, Martins C：Drug-induced photosensitivity：photoallergic and phototoxic reactions. *Clin Dermatol*, **34**：571-581, 2016.
3) Hoffmann GA, Gradl G, Shulz M：The frequency of photosensitizing drug dispensings in Austria and Germany：a correlation with their photosensitizing potential based on published literature. *J Eur Acad Dermatol Venereol*, **34**：589-600, 2020.
4) 車地祐子：ヒドロクロロチアジド配合降圧薬による光線過敏型薬疹の8例―光毒性？　光アレルギー性？　光線テストによる作用機序の考察. *J Environ Dermatol Cutan Allergol*, **7**：177-186, 2013.
5) 厚生労働省ホームページ：第1回NDBオープンデータ，2016.
6) Sugiura M：A case of photocontact dermatitis due to ketoprophen. *J Environ Dermatol Cutan Allergol*, **4**：370, 1996.
7) 小野竜輔，錦織千佳子：【皮膚診療スキルアップ30ポイント】日光過敏症のスキルアップ「作用波長と検査および対策」. *MB Derma*, **203**：31-36, 2013.
8) Le Coz CJ, Bottlaender A, Scrivener JN：Photocontact dermatitis from ketoprofen and tiaprofenic acid：cross-reactivity study in 12 consecutive patients. *Contact Dermatitis*, **38**：245-252, 1998.
9) Kim WB, Shelley AJ, Novice K：Drug-induced phototoxicity：A systematic review. *J Am Acad Dermatol*, **79**：1069-1075, 2018.
10) Williams K, Mansh M, Chin-Hong P：Voriconazole-associated cutaneous malignancy：a literature review on photocarcinogenesis in organ transplant recipients. *Clin Infect Dis*, **58**：997-1002, 2014.

MB Derma, 315：71-76, 2021.

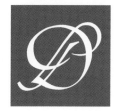

◆特集／光による皮膚トラブル―光線過敏症から光老化まで―
光老化皮膚への美容皮膚科学的対応―最近の進歩―

山田秀和*

Key words：光老化(photoaging)，アンチエイジング(anti-aging)，エピジェネティック時計(epigenetic clock)，老化時計(aging clocks)，DNA メチル化(DNA methylation)，NMN, NAD

Abstract 老化が疾患であるとの理解が急速に進んだ．これに伴い，光老化と通常老化の共通性や相違の検討が進んでいる．老化のメカニズムでは，特に epigenetics 関連，DNA のメチル化，ヘテロクロマチンの構造に興味が持たれている．紫外線を中心に，光と皮膚の DNA のメチル化などをまとめてみた．美容皮膚科的立場からすると，光による外的老化への対応は，共通因子が多い SIR や NAD などの内定老化因子への働きかけが重要と思われる．

老化と寿命

老化の研究において，寿命との関係は重要である．老化はコントロールすることができるが，寿命はできないと今のところ考えるのがよいと思われる．犬やくじらやヒトや，それぞれの動物に特有の寿命[1]があることがわかってきた．これを今のところ超えて考えることは難しい．平均寿命がどんどん延びているが，この 100 年間ほどの最終寿命は 120(max：150)程度と考えられる[2]．そこで現在，老化と寿命を分ける考え方が有力となりつつある．寿命は回復力（レジレンシー）の欠如との説明[3]も出始めた．それぞれの種の特有の寿命は，DNA にプログラムされている可能性は高いが，よくわかっていない．美容皮膚科で上皮や真皮の再生を行っている立場としては，回復力の欠如の考えはよく理解できる．高齢者では皮膚の傷が治りにくくなっていくという所見とも一致する．あるいは，糖尿病患者では暦年齢相応の創傷治癒を示さないという特徴を持つ．もし傷が治る

ことがなければ，回復力がないということで最終的には死に至る．これが回復力ということであろう．

老化の原因

老化という点については，老化の機序についての基本が説明[4]されている．近年はこれに長寿命高分子の非酵素的修飾[5]が加わってきている(表1)．

10 個の要因のうち，現在精力的に治療分野にまで研究が進められているのは，老化細胞の制御と epigenetics である．

老化は，epigenetics の変化が大きな役割を担っていると考えられてきた．つまり DNA への化学修飾によって起こると思われている．さらに，老化の速度を遅くするだけではなく，「山中因子」のように細胞の発達過程を元に戻してしまうという技法が考えられるので，これを行うと若返りも可能となる．現に，神経細胞の編成を脱メチル化酵素で戻すと，視力が戻るマウスの研究[6]も発表されており，若返りは可能となった．

今のところ皮膚の光老化という観点では，皮膚がんの発生やシワ・シミ・たるみに光が関係するという立場で述べられている．光老化では DNA

* Hidekazu YAMADA，〒630-0293 生駒市乙田町 1248-1 近畿大学奈良病院皮膚科，部長/同大学アンチエイジングセンター

表 1. 老化の原因（文献 4 より引用，
　　　下線は筆者加筆）

- ●ゲノム不安定性
- ●テロメア短縮
- ●Epigenetics な変化
- ●タンパク質恒常性の喪失
- ●栄養を取り込む力の低下
- ●ミトコンドリアの機能不全
- ●細胞老化
- ●幹細胞の枯渇
- ●細胞間のコミュニケーションの変化
- ●長寿命高分子の非酵素的修飾

の修復異常という考え方があるが，もう 1 つは真皮のコラーゲンの合成低下や，あるいは分解の促進の異常といった考え方がある．なお，光が活性型ビタミン D の合成に重要であることから，主に骨代謝の観点からも老化に関連していることを忘れてはならない．全体の老化の研究の進歩に伴って，光老化における考え方の修正も今後行われる可能性がある

生物学的年齢，暦年齢
aging clocks, epigenetic clock

　最近の aging clocks の考え方では，DNA の配列だけでなく DNA のメチル化，さらにクロマチン構造などが関連していると思われる．

　基本の考え方としては，暦年齢以外に生物学的年齢を想定できるようになった．老化は多様な因子で起こっていると考えられている．これを，デレテリオーム仮説と呼ばれており，生物に対するすべてのプロセスの有害な影響（分子の損傷，さらなる有害なプロセスの結果，さらには単純な分子から細胞や臓器に至るまで，あらゆるレベルでの障害の増加を含む）が累積的に増加し，結果として回復力が失われ，老化して死に至る．これを応用しているのが aging clocks という概念である．この考えは，老化は疾患だということと，がんや心血管疾患や認知症を，老化関連疾患としている．老化関連は，ICD-11 では XT9T というサブコードがついた．暦年齢外の生物学的年齢をコントロールすることが今後，重要となろう．

　Aging clocks は AI を用いて，生命予後に関連するバイオマーカーを処理することで，より正確

な生物学的年齢を割り出せる状況になっている．見た目や心電図，目などの画像データも利用することができる．

　一方，老化のメカニズムを反映している可能性があるのが，epigenetic clock である．epigenetic clock は，人間の平均余命を予測するための現在有望な分子マーカーである．DNA メチル化が遺伝子発現パターンを調節できることが知られており，特に DNA と H3K9 のメチル化が強い関係を持つとされる．

　一般に，プロモーター領域の CpG は高メチル化を示し，他の CpG は老化中に低メチル化を起こす．ゲノム CpG メチル化の減少が加齢における重要な変化であると考えられており，現在では，353 と 71 の CpG 部位は，加齢中にメチル化が異なることから，年齢予測因子として epigenetic clock を利用することができるようになった．

　これらの研究では，分析された個人の暦年齢との誤差が 3.6 歳と 4.9 歳で，r＝0.96 と r＝0.91 との強い相関関係を示す．さらに，老化速度を検討することも可能となってきた[7)8)]．

　今のところ，生物学的年齢の予測因子（epigenetic clock，テロメア長，複合バイオマーカー予測因子およびトランスクリプトーム，プロテオーム，メタボロームベースの予測因子）の精度を評価すると，epigenetic clock の信頼性が最も高い[9)]．

　例としては，一卵性双生児の双子で紫外線を浴びた人と浴びていない人の違いで，見た目の年齢差が出てくる場合がある．紫外線が老化に関係してくるわけだが，その意味は光老化によって DNA のメチレーションに差が出て，生物学的年齢に差が出ることになる．結果として，epigenetic clock に変化が起こると考えられる．さらに，大規模コホート研究で有名なダニーデン研究[10)]によると，45 歳の時点では最も若くみられる人と，もっと年がいってみられる人の間で 10 歳以上の違いが出てくる．これの生物学的年齢の aging clocks も示されており，見た目が内的老化に関連していることは明らかである．

寿命は，遺伝的因子が20〜30%，環境因子が70%程度と考えられるようになりつつある．ただし，110歳を超える超長寿者（スーパーセンチナリアン）の場合は，遺伝的因子が高い可能性がある[11]．

皮膚老化の考え方

皮膚老化は内的老化と外的老化によって起こるとされる．このうち環境因子の影響という考えに立てば，いわゆるエクスポゾーム[12)13)]の蓄積による老化の促進ともいえる．エクスポゾームの概念には，非遺伝的要素が大変重要である．エクスポゾームには，タバコの煙や大気の汚染，心理的ストレス，食事睡眠，いわゆる気温などの外部環境因子，さらに紫外線照射量などが関係する．皮膚老化にも影響があるといわれている．これらの多くの異なるエクスポゾームの相互作用も影響し合うようで，例えば，UVBと大気汚染の例[13)]などが挙げられており，非常に複雑な領域である．光酸化についても，各波長で反応が違うことから，詳細な研究が今後も必要であろう．

外的老化としての光

UVB放射線（290〜320 nm）とUVA放射線（320〜400 nm）の両方が皮膚の光老化に重要であることは，太陽光線に長く曝露していた結果としての見た目（unilateral dermatoheliosis）[14)]や，疫学[15)]や日焼け止めの有用性[16)]から説明できる．

さらに，可視光線400〜700 nmと赤外線も皮膚老化に働くことがわかってきた．400〜440 nmの青い範囲と超波長UVA1が赤みを起こしやすく，色素沈着や肝斑にも関与しており，皮膚老化の1つの原因[17)]といえよう．また，可視光線による色素沈着はメラノサイトにあるオプシン3受容体が関与する[18)]ことから，抗酸化物質の影響を受けない系とされている．このため，線量だけでなく照射強度も考慮する[19)]必要がある．つまり，熱の影響を考慮する必要があろう．さらに短波長赤外線放射，いわゆるIRA放射（770〜1,200 nm）[20)]は，

シワの形成に関与しているとされている．シワ形成は，真皮線維芽細胞のコラーゲン合成と分解によっても大きく変わる．

治療ターゲットになる老化因子
—皮膚老化に伴うepigeneticな変化—

細胞老化はepigeneticな変化が関係すると考えられる．Epigeneticな変化は細胞内シグナル伝達経路の問題だけではなく，運動，食事，精神，環境などの遠視によっても変化すると考えるようになってきた[21)]．Epigeneticの制御は，DNAのメチル化（DNAの化学修飾），ヒストンのメチル化あるいはアセチル化，クロマチンの変性が重要な因子とされる．ゲノムの色々なレベルでの規則の緩みは，分子の安定性に不都合を与え，転写，翻訳のレベルにも影響を与えている．その結果，異常なepigeneticsの経過が，炎症やがん，骨粗鬆症，神経疾患や代謝疾患を起こす．

メチル化と光老化

DNAメチル化パターンのリモデリングも，皮膚の光老化の特徴とされる．DNAの光損傷に加えて，UV照射は酸化ストレス，炎症反応，免疫抑制を誘発し，これらはすべてepigeneticなパターンに影響を与える可能性がある．太陽への露出は，ヒトの皮膚におけるDNA低メチル化が起こり，epigeneticな変化と臨床的光老化との相関があるとされる[22)23)]．今後はtranscriptome clockができるようになると，研究が進むと思われる．

サーチュインと光老化

サーチュインは，寿命の延長に関連しているヒストン脱アセチル酵素タンパクとして注目を集めている．タンパク質，ヒストン，クロマチンのepigeneticな修飾に関連して，酸化ストレス応答とアポトーシスに関与する遺伝子の発現を調節することがわかってきた[24)]．

酸化ストレスは，人間の皮膚の年齢とともに増加し，PARPを介したNAD⁺レベルの低下が起こ

● 運　動：内的老化のコントロールには重要．IGF-1．日光曝露を避ける
● 栄　養：カロリー制限；老化の抑制．ビタミン D，ビタミン C，ビタミン E，NAD
● 心（睡眠・脳）：脳腸相関
● 環　境：日光の抑制．UVA/UVB/赤外線
● 治　療：脱メチル化酵素．HDAC 阻害剤など

従来からある運動・栄養・心・環境に加えて，治療が行われる時代になりつつある．酸化の予防からサーチュインや NAD の研究，さらには老化細胞の除去という時代になりつつある．一方で，日光の効用も含めて全体としての議論が必要になろう．

る．NAD⁺レベルと SIRT1 活性の同時減少が非露光部ヒト皮膚で報告[25]されており，ヒト皮膚線維芽細胞においても，SIRT1 の発現が有意に減少する[26]．SIRT1 および 6 は，$NAD^+/NADH$ 比の変化に応じて転写とゲノム安定性の両方を調節する代謝センサーとして機能しており，SIRT1 と SIRT6 の両方の発現は，老化バイオマーカーと同様，老化に伴いヒト皮膚線維芽細胞で減少する[27]．

SIRT は，酸化ストレスを減らし，DNA 損傷シグナル伝達を減らし，*MMP* 発現を阻害することにより，UV 照射に対する細胞応答において重要な役割を果たしている．紫外線はケラチノサイトにおける ROS を介した JNK 経路の活性化を通じて，SIRT1 の発現をダウンレギュレートすることが報告されている[28]．

ヒストンのアセチル化は，NAD⁺やミトコンドリアの代謝活性などの代謝物の影響を受けやすいため，クロマチンが細胞代謝のセンサーとなっている可能性があり，暦年齢に一致して，代謝の低下とともに遺伝子発現に影響を与えている．

ヒストン H3 の高アセチル化は，皮膚の光老化に関連する epigenetic なメカニズムと考えられる．非露光部皮膚と比較して，露光部皮膚は p300 活性の増加，HDAC1 および SIRT1 の発現の減少に伴い，ヒストン H3 のアセチル化が全体的に増加する．なお，SIRT1 は NF-κB の脱アセチル化を促進しオートファジーを活性化することにより，ヒト皮膚線維芽細胞における細胞老化と炎症性サイトカイン放出を抑制する[29]．

クロマチン三次元構造

若いヘテロクロマチンのヒストン，DNA は H3K9me3，および H3K9me3 に結合した高レベルの HP1 によって ROS や放射線から守られているが，老化が進むと，直接 DNA に傷がつく．

このように，暦年齢の皮膚は光老化に伴う老化の促進（外的老化）と，内的老化（生物学的老化）の両方を示しており，epigenetics への介入は今後のアンチエイジングの治療に役立つと思われる．

予防医学の重要性

これらの美容皮膚科的対応としては，老化全体からみて，現時点では epigenetics の制御に注目が集まっており，紫外線との関係もあることから，内的老化の検討が有望と思われる．つまり，見た目の若さを求める場合でも，内的老化が重要である．

運動，栄養，心（睡眠・脳），環境という立場で抗老化を進めるうえでは，適切な運動による炎症物質の制限や，適切な栄養やストレスからの回避，光老化を含めた，老化のコントロールが重要である．

この多くが epigenetics に関与していると思われるので，例えばカロリー制限が重要であろう．カロリー制限は，SIRT の回路を介してクロマチン構造に関連している可能性があり，グルコース制限で H3K4me2 との H3K9me3 の増加を誘導し，細胞内 NAD⁺によって SIRT1 の活性に伴う活性が起こることから，NAD の補給，ニコチンアミドリボヌクレオチド NMN のサプリメントなどの有効性に興味が持たれる．NMN は NAD⁺生合成を促進し，心筋および脳虚血，アルツハイマー病，その他の神経変性疾患，糖尿病などのマウス疾患モデルの様々な病状を改善[30]するとの報告があり，UVB 照射に対するマウスの皮膚障害抑制の検討では，NMN と乳酸菌の併用による[31] AMPK シグナル経路の活性化を介した改善がいわれており，ますます注目を浴びると思われる．

光線防御—日焼け止めの使用—

　厳密に日焼け止めを使用すると，ビタミンD欠乏症を作る可能性がある．リアルデータでは，欠乏症になるほど十分量の日焼け止めを外用してないといわれる．肌の色や酵素活性などへの影響の精密な研究は知られていない．このため個人的には，老化とともにビタミンDと亜鉛の低下があることから，これらのサプリメントも内服するのがよいと説明している．

　なお，日焼け止めの成分で，オキシベンゾンとオクトキサートは珊瑚の白色化に働くとされて，環境破壊の可能性が報告されているため使用禁止の地域もある．今後は，SDGsを含めた環境への配慮が特に必要と思われる．

文　献

1) Mayne B, Berry O, Davies C, et al：A genomic predictor of lifespan in vertebrates. *Sci Rep*, **9**：17866, 2019.

2) Olshansky SJ：Has the Rate of Human Aging Already Been Modified? *Cold Spring Harb Perspect Med*, **5**：a025965, 2015.

3) Pyrkov TV, Avchaciov K, Tarkhov AE, et al：Longitudinal analysis of blood markers reveals progressive loss of resilience and predicts human lifespan limit. *Nat Commun*, **12**：2765, 2021.

4) López-Otín C, Blasco MA, Partridge L, et al：The hallmarks of aging. *Cell*, **153**：1194-1217, 2013.

5) Fedintsev A, Moskalev A：Stochastic non-enzymatic modification of long-lived macromolecules—A missing hallmark of aging. *Ageing Res Rev*, **62**：101097, 2020.

6) Lu Y, Brommer B, Tian X, et al：Reprogramming to recover youthful epigenetic information and restore vision. *Nature*, **588**：124-129, 2020.

7) Saul D, Kosinsky RL：Epigenetics of Aging and Aging-Associated Diseases. *Int J Mol Sci*, **22**：401, 2021.

8) Simpson DJ, Chandra T：Epigenetic age prediction. *Aging Cell*, e13452, 2021.(Online ahead of print)

9) Jylhävä J, Pedersen NL, Hägg S：Biological Age Predictors. *EBioMedicine*, **21**：29-36, 2017.

10) Elliott ML, Caspi A, Houts RM, et al：Disparities in the pace of biological aging among midlife adults of the same chronological age have implications for future frailty risk and policy. *Nat Aging*, **1**：295-308, 2021.

11) Hirata T, Arai Y, Yuasa S, et al：Associations of cardiovascular biomarkers and plasma albumin with exceptional survival to the highest ages. *Nat Commun*, **11**：3820, 2020.

12) Suh S, Choi EH, Atanaskova MN：The expression of opsins in the human skin and its implications for photobiomodulation：A Systematic Review. *Photodermatol Photoimmunol Photomed*, **36**：329-338, 2020.

13) Krutmann J, Bouloc A, Sore G, et al：The skin aging exposome. *J Dermatol Sci*, **85**：152-161, 2017.

14) Gordon JRS, Brieva JC：Images in clinical medicine. Unilateral dermatoheliosis. *N Engl J Med*, **366**：e25, 2012.

15) Flament F, Bazin R, Qiu H, et al：Solar exposure(s) and facial clinical signs of aging in Chinese women：impacts upon age perception. *Clin Cosmet Investig Dermatol*, **8**：75-84, 2015.

16) Iannacone MR, Hughes MCB, Green AC：Effects of sunscreen on skin cancer and photoaging. *Photodermatol Photoimmunol Photomed*, **30**：55-61, 2014.

17) Passeron T, Picardo M：Melasma, a photoaging disorder. *Pigment Cell Melanoma Res*, **31**：461-465, 2018.

18) Regazzetti C, Sormani L, Debayle D, et al：Melanocytes Sense Blue Light and Regulate Pigmentation through Opsin-3. *J Invest Dermatol*, **138**：171-178, 2018.

19) Passeron T：The key question of irradiance when it comes to the effects of visible light in the skin. *J Dermatol Sci*, **93**：69-70, 2019.

20) Grether-Beck S, Marini A, Jaenicke T, et al：Photoprotection of human skin beyond ultraviolet radiation. *Photodermatol Photoimmunol Photomed*, **30**：167-174, 2014.

21) Sidler C, Kovalchuk O, Kovalchuk I：Epigenetic

Regulation of Cellular Senescence and Aging. *Front Genet*, **8** : 138, 2017.

22) Orioli D, Dellambra E : Epigenetic Regulation of Skin Cells in Natural Aging and Premature Aging Diseases. *Cells*, **7** : 268, 2018.

23) Grönniger E, Weber B, Heli O, et al : Aging and chronic sun exposure cause distinct epigenetic changes in human skin. *PLoS Genet*, **6** : e1000971, 2010.

24) Bielach-Bazyluk A, Zbroch E, Mysliwiec H, et al : Sirtuin 1 and Skin : Implications in Intrinsic and Extrinsic Aging-A Systematic Review. *Cells*, **10** : 813, 2021.

25) Massudi H, Grant R, Braidy N, et al : Age-associated changes in oxidative stress and NAD$^+$ metabolism in human tissue. *PLoS One*, **7** : e42357, 2012.

26) Tigges J, Krutmann J, Fritsche E, et al : The hallmarks of fibroblast ageing. *Mech Ageing Dev*, **138** : 26-44, 2014.

27) Kim KS, Park HK, Lee JW, et al : Investigate correlation between mechanical property and aging biomarker in passaged human dermal fibroblasts. *Microsc Res Tech*, **78** : 277-282, 2015.

28) Cao C, Lu S, Kivlin R, et al : SIRT1 confers protection against UVB- and H2O2-induced cell death via modulation of p53 and JNK in cultured skin keratinocytes. *J Cell Mol Med*, **13** : 3632-3643, 2009.

29) Sung JY, Kim SG, Kim JR, et al : SIRT1 suppresses cellular senescence and inflammatory cytokine release in human dermal fibroblasts by promoting the deacetylation of NF-κB and activating autophagy. *Exp Gerontol*, **150** : 111394, 2021.

30) Braidy N, Berg J, Clement J, et al : Role of Nicotinamide Adenine Dinucleotide and Related Precursors as Therapeutic Targets for Age-Related Degenerative Diseases : Rationale, Biochemistry, Pharmacokinetics, and Outcomes. *Antioxid Redox Signal*, **30** : 251-294, 2019.

31) Zhou X, Hang-Hang Du, Luyao Ni, et al : Nicotinamide Mononucleotide Combined With *Lactobacillus fermentum* TKSN041 Reduces the Photoaging Damage in Murine Skin by Activating AMPK Signaling Pathway. *Front Pharmacol*, **12** : 643089, 2021.

2019-2021 全国の認定医学書専門店一覧

北海道・東北地区

北海道	東京堂書店・北24条店
	昭和書房
宮 城	アイエ書店
秋 田	西村書店・秋田支店
山 形	髙陽堂書店

関東地区

栃 木	廣川書店・獨協医科大学店
	廣川書店・外商部
	大学書房・獨協医科大学店
	大学書房・自治医科大学店
群 馬	廣川書店・高崎店
	廣川書店・前橋店
埼 玉	文光堂書店・埼玉医科大学店
	大学書房・大宮店
千 葉	志学書店
東 京	文光堂書店・本郷店
	文光堂書店・外商部
	文光堂書店・日本医科大学店
	医学堂書店
	稲垣書店
	文進堂書店
	帝京ブックセンター（文進堂書店）
	文光堂書店・板橋日大店
	文光堂書店・杏林大学医学部店
神奈川	鈴文堂

東海・甲信越地区

山 梨	明倫堂書店・甲府店
長 野	明倫堂書店
新 潟	考古堂書店
	考古堂書店・新潟大学医歯学総合病院店
	西村書店
静 岡	ガリバー・浜松店
愛 知	大竹書店
	ガリバー・名古屋営業所
三 重	ワニコ書店

近畿地区

京 都	神陵文庫・京都営業所
	ガリバー・京都店
	辻井書院
大 阪	神陵文庫・大阪支店
	神陵文庫・大阪サービスセンター
	辻井書院・大阪歯科大学天満橋病院売店
	関西医書
	神陵文庫・大阪大学医学部病院店
	神陵文庫・大阪医科大学店
	ワニコ書店
	辻井書院・大阪歯科大学楠葉学舎売店
	神陵文庫・大阪府立大学羽曳野キャンパス店
兵 庫	神陵文庫・本社
奈 良	奈良栗田書店・奈良県立医科大学店
	奈良栗田書店・外商部
和歌山	神陵文庫・和歌山営業所

中国・四国地区

島 根	島根井上書店
岡 山	泰山堂書店・鹿田本店
	神陵文庫・岡山営業所
	泰山堂書店・川崎医科大学店
広 島	井上書店
	神陵文庫・広島営業所
山 口	井上書店
徳 島	久米書店
	久米書店・医大前店

九州・沖縄地区

福 岡	九州神陵文庫・本社
	九州神陵文庫・福岡大学医学部店
	井上書店・小倉店
	九州神陵文庫・九州歯科大学店
	九州神陵文庫・久留米大学医学部店
熊 本	金龍堂・本荘店（外商）
	金龍堂・まるぶん店
	九州神陵文庫・熊本出張所（外商）
	九州神陵文庫・熊本大学医学部病院店
大 分	九州神陵文庫・大分営業所
	九州神陵文庫・大分大学医学部店
宮 崎	田中図書販売（外商）
	メディカル田中
鹿児島	九州神陵文庫・鹿児島営業所

＊医学書専門店の全店舗（本・支店，営業所，外商部）が認定店です。各書店へのアクセスは本協会ホームページから可能です。

2020.10作成

日本医書出版協会では上記書店を医学書の専門店として認定しております。本協会認定証のある書店では，医学・看護書に関する専門的知識をもった経験豊かな係員が皆様のご購入に際して，ご相談やお問い合わせに応えさせていただきます。

また正確で新しい情報を常にキャッチし，見やすい商品構成などにも心がけて皆様をお迎えいたします。医学書・看護書をご購入の際は，お気軽に，安心して認定店をご利用賜りますようご案内申し上げます。

JMPA 一般社団法人 日本医書出版協会
https://www.medbooks.or.jp/

〒113-0033
東京都文京区本郷5-1-13 KSビル7F
TEL (03)3818-0160　FAX (03)3818-0159

FAX による注文・住所変更届け

改定：2015 年 1 月

　毎度ご購読いただきましてありがとうございます．
　読者の皆様方に小社の本をより確実にお届けさせていただくために，FAX でのご注文・住所変更届けを受けつけております．この機会に是非ご利用ください．

◇ご利用方法
　FAX 専用注文書・住所変更届けは，そのまま切り離して FAX 用紙としてご利用ください．また，注文の場合手続き終了後，ご購入商品と郵便振替用紙を同封してお送りいたします．**代金が 5,000 円をこえる場合，代金引換便とさせて頂きます．**その他，申し込み・変更届けの方法は電話，郵便はがきも同様です．

◇代金引換について
　本の代金が 5,000 円をこえる場合，代金引換とさせて頂きます．配達員が商品をお届けした際に，現金またはクレジットカード・デビットカードにて代金を配達員にお支払い下さい(本の代金＋消費税＋送料)．(※年間定期購読と同時に 5,000 円をこえるご注文を頂いた場合は代金引換とはなりません．郵便振替用紙を同封して発送いたします．代金後払いという形になります．送料は定期購読を含むご注文の場合は頂きません)

◇年間定期購読のお申し込みについて
　年間定期購読は，1 年分を前金で頂いておりますため，代金引換とはなりません．郵便振替用紙を本と同封または別送いたします．送料無料，また何月号からでもお申込み頂けます．
　毎年末，次年度定期購読のご案内をお送りいたしますので，定期購読更新のお手間が非常に少なく済みます．

◇住所変更届けについて
　年間購読をお申し込みされております方は，その期間中お届け先が変更します際，必ずご連絡下さいますようよろしくお願い致します．

◇取消，変更について
　取消，変更につきましては，お早めに FAX，お電話でお知らせ下さい．
　返品は，原則として受けつけておりませんが，返品の場合の郵送料はお客様負担とさせていただきます．その際は必ず小社へご連絡ください．

◇ご送本について
　ご送本につきましては，ご注文がありましてから約 1 週間前後とみていただきたいと思います．お急ぎの方は，ご注文の際にその旨をご記入ください．至急送らせていただきます．2〜3 日でお手元に届くように手配いたします．

◇個人情報の利用目的
　お客様から収集させていただいた個人情報，ご注文情報は本サービスを提供する目的(本の発送，ご注文内容の確認，問い合わせに対しての回答等)以外には利用することはございません．

　その他，ご不明な点は小社までご連絡ください．

株式会社 全日本病院出版会　〒113-0033 東京都文京区本郷 3-16-4-7 F　電話 03(5689)5989　FAX03(5689)8030　郵便振替口座 00160-9-58753

FAX 専用注文用紙 5,000 円以上代金引換 (皮 '21.10)

Derma 年間定期購読申し込み（送料弊社負担）	
□ 2022 年 1 月～12 月（定価 42,130 円）	□ 2021 年__月～12 月

□ Derma バックナンバー申し込み（号数と冊数をご記入ください）

No. ／ 冊　　No. ／ 冊　　No. ／ 冊

Monthly Book Derma. 創刊 20 周年記念書籍
□ そこが知りたい 達人が伝授する日常皮膚診療の極意と裏ワザ（定価 13,200 円） 冊

Monthly Book Derma. 創刊 15 周年記念書籍
□ 匠に学ぶ皮膚科外用療法―古きを生かす, 最新を使う―（定価 7,150 円） 冊

Monthly Book Derma. No. 314（'21.10 月増大号）
□ 手元に 1 冊！皮膚科混合・併用薬使用ガイド（定価 5,500 円） 冊

Monthly Book Derma. No. 307（'21.4 月増刊号）
□ 日常診療にこの 1 冊！皮膚アレルギー診療のすべて（定価 6,380 円） 冊

Monthly Book Derma. No. 300（'20.9 月増大号）
□ 皮膚科医必携！外用療法・外用指導のポイント（定価 5,500 円） 冊

Monthly Book Derma. No. 294（'20.4 月増刊号）
□ "顔の赤み" 鑑別・治療アトラス（定価 6,380 円） 冊

Monthly Book Derma. No. 288（'19.10 月増大号）
□ 実践！皮膚外科小手術・皮弁術アトラス（定価 5,280 円） 冊

PEPARS 年間定期購読申し込み（送料弊社負担）	
□ 2022 年 1 月～12 月（定価 42,020 円）	□ 2021 年__月～12 月

□ PEPARS バックナンバー申し込み（号数と冊数をご記入ください）

No. ／ 冊　　No. ／ 冊　　No. ／ 冊

PEPARS No. 147（'19.3 月増大号）
□ 美容医療の安全管理とトラブルシューティング（定価 5,720 円） 冊

□ 目もとの上手なエイジング（定価 2,750 円） 冊

□ カラーアトラス 爪の診療実践ガイド 改訂第 2 版（定価 7,920 円） 冊

□ イチからはじめる美容医療機器の理論と実践 改訂第 2 版（定価 7,150 円） 冊

□ 臨床実習で役立つ 形成外科診療・救急外科処置ビギナーズマニュアル（定価 7,150 円） 冊

□ 足爪治療マスター BOOK（定価 6,600 円） 冊

□ 日本美容外科学会会報 2020 Vol.42 特別号 美容医療診療指針（定価 2,750 円） 冊

□ 図解 こどものあざとできもの―診断力を身につける― 冊

□ 美容外科手術―合併症と対策―（定価 22,000 円） 冊

□ 足育学 外来でみるフットケア・フットヘルスウェア（定価 7,700 円） 冊

□ 実践アトラス 美容外科注入治療 改訂第 2 版（定価 9,900 円） 冊

□ Non-Surgical 美容医療超実践講座（定価 15,400 円） 冊

□ スキルアップ！ニキビ治療実践マニュアル（定価 5,720 円） 冊

その他（雑誌名/号数, 書名と冊数をご記入ください）
□

お名前	フリガナ		診療科
		要捺印	
ご送付先	〒　　―		

TEL：　（　　　）	FAX：　（　　　）

FAX 03-5689-8030 全日本病院出版会行

年　月　日

住 所 変 更 届 け

お名前	フリガナ		
お客様番号			毎回お送りしています封筒のお名前の右上に印字されております8ケタの番号をご記入下さい。
新お届け先	〒　　　　　　　都道 　　　　　　　　府県		
新電話番号	（　　　　　）		
変更日付	年　　月　　日より		月号より
旧お届け先	〒		

※ 年間購読を注文されております雑誌・書籍名に✓を付けて下さい。

☐ Monthly Book Orthopaedics （月刊誌）

☐ Monthly Book Derma. （月刊誌）

☐ 整形外科最小侵襲手術ジャーナル （季刊誌）

☐ Monthly Book Medical Rehabilitation （月刊誌）

☐ Monthly Book ENTONI （月刊誌）

☐ PEPARS （月刊誌）

☐ Monthly Book OCULISTA （月刊誌）

バックナンバー 一覧

Monthly Book

Derma.
デルマ

2022 年度　年間購読料　42,130 円

通常号：定価 2,750 円（本体 2,500 円＋税）× 11 冊
増大号：定価 5,500 円（本体 5,000 円＋税）× 1 冊
増刊号：定価 6,380 円（本体 5,800 円＋税）× 1 冊

※各号定価：本体 2,500 円＋税（増刊・増大号は除く）

※ 2016 年以前のバックナンバーにつきましては，弊社ホームページ（https://www.zenniti.com）をご覧ください.

| 編集主幹：照井　正　日本大学教授 | No. 315　編集企画： |
| 　　　　　大山　学　杏林大学教授 | 森脇真一　大阪医科薬科大学教授 |

Monthly Book Derma．　No. 315

2021 年 11 月 15 日発行(毎月 15 日発行)
　　定価は表紙に表示してあります.
　　　　　　Printed in Japan

発行者　　末　定　広　光
発行所　　株式会社　全日本病院出版会
〒 113-0033 東京都文京区本郷 3 丁目 16 番 4 号 7 階
　　電話　(03)5689-5989　Fax　(03)5689-8030
　　郵便振替口座 00160-9-58753
印刷・製本　三報社印刷株式会社　　　電話　(03)3637-0005
広告取扱店　㈱メディカルブレーン　　電話　(03)3814-5980

ⒸZEN・NIHONBYOIN・SHUPPANKAI, 2021